·传统医学师承人员出师和确有专长人员考核通关系列·

# 传统医学师承人员出师和确有专长人员考核表格速记

传统医学师承人员出师和确有专长人员考核命题研究组　编



全国百佳图书出版单位
中国中医药出版社
·北　京·

**图书在版编目（CIP）数据**

传统医学师承人员出师和确有专长人员考核表格速记/传统医学师承人员出师和确有专长人员考核命题研究组编．—北京：中国中医药出版社，2022.4（2024.7重印）

传统医学师承人员出师和确有专长人员考核通关系列

ISBN 978－7－5132－7426－5

Ⅰ.①传…　Ⅱ.①传…　Ⅲ.①中医师－资格考试－自学参考资料　Ⅳ.①R2

中国版本图书馆CIP数据核字（2022）第030256号

**中国中医药出版社出版**

北京经济技术开发区科创十三街31号院二区8号楼

邮政编码　100176

传真　010－64405721

河北联合印务有限公司印刷

各地新华书店经销

开本 787×1092　1/32　印张 13.75　字数 322千字

2022年4月第1版　2024年7月第4次印刷

书号　ISBN 978－7－5132－7426－5

定价　59.00元

网址　www.cptcm.com

**服务热线　010－64405510**

**购书热线　010－89535836**

**维权打假　010－64405753**

**微信服务号　zgzyycbs**

**微商城网址　https://kdt.im/LIdUGr**

**官方微博　http://e.weibo.com/cptcm**

**天猫旗舰店网址　https://zgzyycbs.tmall.com**

如有印装质量问题请与本社出版部联系（010－64405510）

# 前　言

传统医学师承出师考核（以下简称出师考核）和传统医学医术确有专长考核（以下简称确有专长考核），是对传统医学师承和确有专长人员是否具有申请参加医师资格考试的资格评价和认定。

考核每年进行一次，其中，出师考核的具体时间由省级中医药管理部门确定；确有专长考核的具体时间由设区的市级卫生行政部门、中医药管理部门确定。一般考核工作开始前3个月在辖区内进行公告。

考核内容分为实践技能考试和综合笔试两部分。实践技能考试的内容包括中医基本操作与中医临床答辩；综合笔试包括中医基础理论、中医诊断学、中药学、方剂学、中医内科学、中医外科学、中医妇科学、中医儿科学、针灸学共9门学科的内容，采取闭卷考试，题目均为选择题，题型主要是A1、A2、A3、B1型题。

为更好地帮助广大考生顺利通过考核，中国中医药出版社组织了一批著名医学考试命题研究专家、医考培训讲师，根据《传统医学出师考核和确有专长考核大纲(试行)》的要求，精心研究历年考试命题规律及特点，编写了《传统医学师承人员出师和确有专长人员考核通关系列》丛书，包括《传统医学师承人员出师和确有专长人员考核拿分考典》《传统医学师承人员出师和确有专长人员考核表格速记》和《传统医学师承人员出师和确有专长人员考核考前冲刺2500题（精解)》。

本系列丛书紧扣大纲、重点突出、直击考点，编写团队拥有多年医考培训经验，在严格遵循并充分收集往届考生实战经验的基础上，其独创的记忆法深受学员好评。因此，本套丛书是传统医学师承人员和确有专长人员复习应考的必备辅导书。

最后，衷心祝愿广大考生在本书的帮助下顺利通过考试！

# 使用说明

传统医学师承人员出师和确有专长人员考核考试是国家制定的一项保障促进中医传承的重要政策，适用于以师承方式学习传统医学或者经多年传统医学临床实践医术确有专长、不具备医学专业学历的人员。

为更好地帮助广大考生顺利通过考试，本书作者对历年考试命题规律和高频考点进行深入研究，按照最新大纲，精心编写本书。

本书采用全表格形式对复杂烦乱的知识点进行归纳整理，使考点有序整齐，文字精练，方便考生记忆；并将重要考点的表格标题加星，表中的重要内容标色，让考生一目了然。另外，实践技能第二章临床答辩所考核的部分疾病与综合笔试部分的相应内容考点相同，考生可以按照笔试部分的表格进行复习。

本书携带方便，内容高度浓缩，方便考生利用碎片时间复习。希望考生能充分利用此书，顺利通过考试。

# 目　录

# 第 一 篇

# 实践技能部分

# 第一章　基本操作

## 第一单元　望诊

### 考点　望面色的影响因素

| 影响因素 | 表现 |
|---|---|
| 光线 | 在自然光线（日光）下进行，如无自然光线则在无色灯光下进行 |
| 昼夜 | 白昼面色光泽外映，黑夜面色隐约内含 |
| 情绪 | 喜而面赤，怒而面青，忧而色沉，思而面黄，悲而泽减，恐而面白 |
| 饮食 | 酒后则面红目赤；饱食则面荣润光泽；过饥则面泽减而少气 |

### 考点　诊察小儿指纹

| 诊察小儿指纹 | 内容 |
|---|---|
| 操作方法 | 让家属抱小儿向光，医生用左手拇指和食指握住小儿食指末端，再以右手拇指的侧缘蘸少许清水，在小儿食指掌侧前缘从指尖向指根部推擦几次，用力要适中，使指纹显露 |
| 观察内容 | 在三关的部位观察指纹的形色变化 |

### 考点　观察舌象

| 观察舌象 | 内容 |
|---|---|
| 操作方法 | ①一般先看舌尖，再看舌中、舌侧，最后看舌根部。②先看舌体的色质，再看舌苔 |
| 注意事项 | ①如果一次望舌判断不清，可令患者休息 3～5 分钟后，重复望舌一次。②舌苔和舌体变化不一致时，对二者的病因病机以及相互关系综合分析 |

## 第二单元　闻诊

### 考点　从咳声分辨病证的性质

| 临床表现 | 临床意义 |
|---|---|
| 咳声重浊沉闷、有力 | 寒痰湿浊停聚于肺，属实证 |
| 咳声轻清低微、无力 | 久病肺气虚损，属虚证 |
| 咳声不扬，痰稠色黄，不易咳出 | 热邪犯肺，属热证 |
| 咳有白痰，量多易出 | 痰湿阻肺，属实证 |
| 干咳无痰，或少痰 | 燥邪犯肺，或阴虚肺燥 |
| 咳声短促，呈阵发性、痉挛性，接续不断，咳后有鸡鸣样回声 | 百日咳（风邪与痰热搏结） |
| 咳声如犬吠，伴声音嘶哑，吸气困难 | 白喉（肺肾阴虚，疫毒攻喉） |

## 第三单元　问诊（见 P88）

## 第四单元　脉诊

### 考点　寸口诊脉常用的指法

| 寸口诊脉 | 指法 |
|---|---|
| 选指 | 医生选用左手或右手的食指、中指和无名指三个手指指目，手指指端平齐，手指略呈弓形倾斜，与受诊者体表约呈45°角为宜 |
| 布指 | ①先用中指按在掌骨内侧的桡动脉处定关位，再用食指按在关前（腕侧）以定寸位，用无名指按在关后（肘侧）以定尺位。②依据患者高矮、手臂长短和医生的手指粗细，做适当疏密的调整。患者身高臂长，或医生的手指较细者，医生三指排布稍疏松，反之则宜紧密。③小儿一般多用拇指一指定三关 |

续表

| 寸口诊脉 | | 指法 |
| --- | --- | --- |
| 运指 | 举法 | 用轻指力按在寸口脉搏跳动部位以体察脉象的方法，又称浮取 |
| | 按法 | 用重指力按至筋骨间以体察脉象的方法，又称沉取 |
| | 寻法 | 指力不轻不重，按至肌肉，并适当调节指力，或前后左右推寻，以细细体察脉象的方法，又称中取 |
| | 总按 | 三个手指同时用大小相等的指力诊脉的方法，是从总体辨别脉象 |
| | 单按 | 用一个手指诊察寸关尺的某一部脉象的方法。主要用来重点判别各部脉象的形态特征 |

## 第五单元　拔罐

### 考点　拔罐的方法

| 拔罐 | 操作方法 | 适用范围 |
| --- | --- | --- |
| 留罐法 | 将罐吸附在体表后，使罐吸拔留置于施术部位，留罐的时间一般为10～15分钟 | 一般疾病均可应用，而且单罐、多罐皆可应用 |

续表

| 拔罐 | 操作方法 | 适用范围 |
| --- | --- | --- |
| 走罐法 | 先在施术部位的皮肤或罐口上涂一层润滑油，再将罐拔住，医生用右手握住罐体，在需要拔的部位上下或左右往返推动，至所拔部位的皮肤红润、充血甚或瘀血时，将罐起下 | 适用于面积较大、肌肉丰厚部位，如脊背、腰臀、大腿等部位 |
| 闪罐法 | 将罐拔住后，立即起下，反复多次，以皮肤潮红充血或瘀血为度 | 多用于局部皮肤麻木、疼痛或功能减退等疾患，尤其适用于不宜留罐的部位，如小儿、年轻女性的面部 |
| 刺血拔罐法 | 将施术部位的皮肤消毒后，用三棱针点刺或皮肤针叩刺出血后，再将罐吸附于点刺的部位，使之出血，以加强刺血治疗的作用。一般刺血后拔罐留置 10～15 分钟 | 多用于热证、实证、瘀血证及某些皮肤病，如神经性皮炎、痤疮、丹毒、扭伤、乳痈等 |

**考点**　拔罐的作用和适用范围

| 拔罐 | 内容 |
| --- | --- |
| 作用 | 通经活络、行气活血、消肿止痛、祛风散寒 |
| 适用范围 | ①多用于风寒湿痹、腰背肩臂腿痛、关节痛、软组织闪挫扭伤、伤风感冒、腹痛、痛经、中风等。②可用于防病保健、解除疲劳 |

**考点** 拔罐的注意事项

| 拔罐 | 注意事项 |
| --- | --- |
| 体位 | 体位舒适，拔罐后不要移动体位 |
| 选罐 | 选择大小适宜的罐 |
| 拔罐 | 要选择适当体位和肌肉丰满的部位。操作时要做到动作稳、准、轻、快。同时拔多个罐时，罐间距离不宜太近。拔针罐时应避免碰压针柄 |
| 留罐 | 留罐过程中，若出现疼痛可减压放气或立即起罐 |
| 起罐 | 不可强拉或旋转罐具，以免引起疼痛或损伤 |
| 应急处理 | ①若烫伤或留罐时间太长而皮肤起水疱时，小的无须处理，仅敷以消毒纱布，防止擦破即可。②水疱较大时，用消毒针将水放出，涂以烫伤油等，或用消毒纱布包敷，以防感染 |
| 禁忌证 | ①皮肤过敏、溃疡、水肿及心脏大血管分布部位，不宜拔罐。②高热抽搐者，以及孕妇的腹部、腰骶部位，不宜拔罐。③有自发性出血倾向的疾患、高热、抽搐等禁止拔罐 |

# 第六单元　常用针灸腧穴

## 考点　手太阴肺经、穴

| 穴位 | 定位 | 主治 |
|---|---|---|
| 列缺 | 在前臂，腕掌侧远端横纹上 1.5 寸，拇短伸肌腱和拇长展肌腱之间，拇长展肌腱沟的凹陷中 | ①咳嗽、气喘、咽喉肿痛等肺系病证。②头面部疾患。③手腕痛 |
| 少商 | 在手指，拇指末节桡侧，指甲根角侧上方 0.1 寸（指寸） | ①咽喉肿痛、鼻衄等肺系实热证。②高热，昏迷，癫狂。③指肿，麻木 |

## 考点　手阳明大肠经、穴

| 穴位 | 定位 | 主治 |
|---|---|---|
| 商阳 | 在手指，食指末节桡侧，指甲根角侧上方 0.1 寸（指寸） | ①齿痛、咽喉肿痛等五官疾患。②热病、昏迷等热证、急症。③手指麻木 |
| 合谷 | 在手背，第 2 掌骨桡侧的中点处 | ①头面五官诸疾。②外感病证。③热病无汗或多汗。④妇产科病证。⑤上肢疼痛、不遂。⑥头面五官及颈部手术针麻常用穴 |

续表

| 穴位 | 定位 | 主治 |
|---|---|---|
| 曲池 | 在肘区，屈肘成直角，在尺泽与肱骨外上髁连线中点凹陷处 | ①上肢病证。②热病。③眩晕。④肠胃病证。⑤五官热性病证。⑥皮外科疾患。⑦癫狂 |
| 肩髃 | 在三角肌区，肩峰外侧缘前端与肱骨大结节两骨间凹陷中 | ①肩痛不举，上肢不遂。②瘰疬。③瘾疹 |
| 迎香 | 在面部，鼻翼外缘中点旁，鼻唇沟中 | ①鼻塞，鼻衄，鼻渊。②口歪，面痒，面肿 |

**考点** 足阳明胃经、穴

| 穴位 | 定位 | 主治 |
|---|---|---|
| 四白 | 在面部，眶下孔处 | ①目赤肿痛，目翳，近视。②口歪，眼睑瞤动。③头痛，眩晕，面痛 |
| 地仓 | 在面部，口角旁约 0.4 寸（指寸） | 口歪、流涎、面痛等局部病证 |
| 下关 | 在面部，颧弓下缘中央与下颌切迹之间凹陷中 | ①牙关不利、面痛、齿痛、口眼歪斜等面口病证。③耳聋、耳鸣、聤耳等耳疾 |
| 天枢 | 在腹部，横平脐中，前正中线旁开 2 寸 | ①胃肠病证。②妇科疾患 |

续表

| 穴位 | 定位 | 主治 |
| --- | --- | --- |
| 犊鼻 | 在膝前区，髌韧带外侧凹陷中 | ①膝肿、疼痛、屈伸不利。②下肢痿痹 |
| 足三里 | 在小腿外侧，犊鼻下3寸，胫骨前嵴外一横指处，犊鼻与解溪连线上 | ①胃肠病证。②下肢痿痹。③心、神志病。④外科疾患。⑤虚劳诸证，为强壮保健要穴 |

**考点** 足太阴脾经、穴

| 穴位 | 定位 | 主治 |
| --- | --- | --- |
| 三阴交 | 在小腿内侧，内踝尖上3寸，胫骨内侧缘后际 | ①脾胃病证。②妇产科病证。③生殖泌尿系统疾患。④心悸，失眠，眩晕。⑤下肢痿痹。⑥湿疹，荨麻疹 |
| 阴陵泉 | 在小腿内侧，胫骨内侧髁下缘与胫骨内侧缘之间的凹陷中 | ①脾湿证。②泌尿系统疾患。③下肢病证。④妇科和男科病证 |
| 血海 | 在股前区，髌底内侧端上2寸，股内侧肌隆起处 | ①月经不调，痛经，经闭，崩漏。②瘾疹，湿疹，丹毒，皮肤瘙痒 |

**考点** 手少阴心经、穴

| 穴位 | 定位 | 主治 |
|---|---|---|
| 通里 | 在前臂前区，腕掌侧远端横纹上 1 寸，尺侧腕屈肌腱的桡侧缘 | ①心病。②舌强不语，暴喑。③腕臂痛 |
| 神门 | 在腕前区，腕掌侧远端横纹尺侧端，尺侧腕屈肌腱的桡侧凹陷处 | 心痛、心烦、惊悸、怔忡、健忘、失眠、痴呆、癫狂痫等心与神志病证 |

**考点** 手太阳小肠经、穴

| 穴位 | 定位 | 主治 |
|---|---|---|
| 后溪 | 在手内侧，第 5 掌指关节尺侧近端赤白肉际凹陷中 | ①头项强痛、腰背痛、手指及肘臂挛痛等痛证。②癫狂痫 |
| 听宫 | 在面部，耳屏正中与下颌骨髁突之间的凹陷中 | ①耳鸣、耳聋、聤耳等耳疾。②齿痛。③癫狂痫 |

**考点** 足太阳膀胱经、穴

| 穴位 | 定位 | 主治 |
|---|---|---|
| 风门 | 在脊柱区，第 2 胸椎棘突下，后正中线旁开 1.5 寸 | ①外感病证。②项强，胸背痛 |

续表

| 穴位 | 定位 | 主治 |
|---|---|---|
| 胃俞 | 在脊柱区，第12胸椎棘突下，后正中线旁开1.5寸 | 胃脘痛、呕吐、腹胀、肠鸣等胃肠疾病 |
| 肾俞 | 在脊柱区，第2腰椎棘突下，后正中线旁开1.5寸 | ①肾虚病证。②泌尿生殖系疾患。③妇科病证。④腰痛。⑤慢性腹泻 |
| 委中 | 在膝后区，腘横纹中点 | ①腰及下肢病证。②腹痛、急性吐泻等急症。③丹毒，皮肤瘙痒，疔疮 |
| 秩边 | 在骶区，横平第4骶后孔，骶正中嵴旁开3寸 | ①腰及下肢病证。②小便不利，癃闭。③便秘，痔疾 |
| 承山 | 在小腿后区，腓肠肌两肌腹与肌腱交角处 | ①腰腿拘急、疼痛。②痔疾，便秘 |
| 昆仑 | 在踝区，外踝尖与跟腱之间的凹陷中 | ①后头痛，项强，腰骶疼痛，足踝肿痛。②癫痫。③滞产 |
| 至阴 | 在足趾，小趾末节外侧，趾甲根角侧后方0.1寸（指寸） | ①胎位不正，滞产。②头痛，目痛，鼻塞，鼻衄 |

**考点** 足少阴肾经、穴

| 穴位 | 定位 | 主治 |
|---|---|---|
| 涌泉 | 在足底，屈足卷趾时足心最凹陷中。约当足底第2、3趾蹼缘与足跟连线的前1/3与后2/3交点凹陷中 | ①急症及神志病证。②肺系病证。③大便难，小便不利。④奔豚气。⑤足心热 |
| 太溪 | 在踝区，内踝尖与跟腱之间的凹陷中 | ①肾虚证。②阴虚性五官病证。③肺系疾患。④消渴，小便频数，便秘。⑤腰脊痛，下肢厥冷，内踝肿痛。⑥月经不调 |

**考点** 手厥阴心包经、穴

| 穴位 | 定位 | 主治 |
|---|---|---|
| 内关 | 在前臂前区，腕掌侧远端横纹上2寸，掌长肌腱与桡侧腕屈肌腱之间 | ①心系病证。②胃腑病证。③中风，偏瘫，眩晕，偏头痛。④神志病证。⑤肘臂挛痛 |

**考点** 手少阳三焦经、穴

| 穴位 | 定位 | 主治 |
|---|---|---|
| 支沟 | 在前臂后区，腕背侧远端横纹上3寸，尺骨与桡骨间隙中点 | ①便秘。②耳鸣，耳聋，暴喑。③胁肋疼痛 |

续表

| 穴位 | 定位 | 主治 |
| --- | --- | --- |
| 外关 | 在前臂后区，腕背侧远端横纹上2寸，尺骨与桡骨间隙中点 | ①热病。②头面五官病证。③胁肋痛。④上肢痿痹不遂 |
| 翳风 | 在颈部，耳垂后方，乳突下端前方凹陷中 | ①耳疾。②面、口病证。③瘰疬 |
| 角孙 | 在头部，耳尖正对发际处 | ①头痛，项强。②目赤肿痛，目翳。③齿痛，颊肿，痄腮 |

**考点** 足少阳胆经、穴

| 穴位 | 定位 | 主治 |
| --- | --- | --- |
| 风池 | 在颈后区，枕骨之下，胸锁乳突肌上端与斜方肌上端之间的凹陷中 | ①内风所致的病证。②外风所致的病证。③五官病证。④颈项强痛 |
| 环跳 | 在臀区，股骨大转子最凸点与骶管裂孔连线的外1/3与内2/3交点处 | ①腰腿疾患。②风疹 |
| 阳陵泉 | 在小腿外侧，腓骨小头前下方凹陷中 | ①肝胆及胃病证。②膝肿痛，下肢痿痹、麻木。③小儿惊风 |

续表

| 穴位 | 定位 | 主治 |
| --- | --- | --- |
| 悬钟 | 在小腿外侧，外踝尖上3寸，腓骨前缘 | ①髓海不足疾患。②颈项强痛，胸胁满痛，下肢痿痹，脚气 |

**考点　足厥阴肝经、穴**

| 穴位 | 定位 | 主治 |
| --- | --- | --- |
| 太冲 | 在足背，第1、2跖骨间，跖骨底结合部前方凹陷中，或触及动脉搏动 | ①肝经风热病证。②妇科病证。③肝胃病证。④癃闭，遗尿。⑤下肢痿痹，足跗肿痛 |

**考点　督脉经、穴**

| 穴位 | 定位 | 主治 |
| --- | --- | --- |
| 腰阳关 | 在脊柱区，第4腰椎棘突下凹陷中，后正中线上 | ①腰骶疼痛，下肢痿痹。②妇科病证。③男科病证 |
| 大椎 | 在脊柱区，第7颈椎棘突下凹陷中，后正中线上 | ①外感病证。②骨蒸潮热。③神志病证。④项强，脊痛。⑤风疹，痤疮 |
| 命门 | 在脊柱区，第2腰椎棘突下凹陷中，后正中线上 | ①腰脊强痛，下肢痿痹。②妇科病证。③男性肾阳不足病证。④小腹冷痛，腹泻 |

续表

| 穴位 | 定位 | 主治 |
| --- | --- | --- |
| 百会 | 在头部，前发际正中直上5寸 | ①神志病证。②头面病证。③气虚下陷证 |
| 神庭 | 在头部，前发际正中直上0.5寸 | ①癫狂痫，不寐，惊悸。②头痛，眩晕，目赤，目翳，鼻渊，鼻衄 |
| 水沟 | 在面部，人中沟的上1/3与下2/3交点处 | ①昏迷、晕厥、中风、休克等急症，为急救要穴之一。②神志病证。③面鼻口部病证。④闪挫腰痛 |
| 印堂 | 在头部，两眉毛内侧端中间的凹陷中 | ①不寐，健忘，痴呆，痫病，小儿惊风。②头痛，眩晕，鼻渊，鼻鼽，鼻衄 |

**考点** 任脉经、穴

| 穴位 | 定位 | 主治 |
| --- | --- | --- |
| 中极 | 在下腹部，脐中下4寸，前正中线上 | ①泌尿系病证。②男科病证。③妇科病证 |
| 关元 | 在下腹部，脐中下3寸，前正中线上 | ①元气虚损病证。②少腹疼痛，疝气。③肠腑病证。④泌尿系病证。⑤男科病。⑥妇科病证。⑦保健灸常用穴 |

续表

| 穴位 | 定位 | 主治 |
| --- | --- | --- |
| 气海 | 在下腹部，脐中下1.5寸，前正中线上 | ①气虚病证。②肠腑病证。③泌尿系病证。④遗精、阳痿、疝气。⑤月经不调、痛经、经闭等妇科病证。⑥保健灸常用穴 |
| 神阙 | 在脐区，脐中央 | ①元阳暴脱证。②肠腑病证。③水肿，小便不利。④保健灸常用穴 |
| 中脘 | 在上腹部，脐中上4寸，前正中线上 | ①脾胃病证。②黄疸。③神志病 |

**考点　常用奇穴**

| 穴位 | 定位 | 主治 |
| --- | --- | --- |
| 太阳 | 在头部，当眉梢与目外眦之间，向后约一横指的凹陷处 | ①头痛。②目疾。③面瘫，面痛 |
| 十宣 | 在手指，十指尖端，距指甲游离缘0.1寸（指寸），左右共10穴 | ①昏迷。②癫痫。③高热，咽喉肿痛。④手指麻木 |

# 第七单元 常见急症的针灸技术应用

## 考点 晕厥

| 晕厥 | 实证 | 虚证 |
| --- | --- | --- |
| 病因病机 | 情志过激，气血运行失常 | 体质虚弱，气血运行失常 |
| 病位 | 在脑，与肝、心、脾关系密切 | |
| 临床表现 | 素体健壮，偶因外伤、恼怒等致突然昏仆，兼呼吸急促、牙关紧闭，舌淡，苔薄白，脉沉弦 | 突然昏仆，兼面色苍白、四肢厥冷，舌淡，苔薄白，脉细缓无力 |
| 治法 | 苏厥醒神。以督脉穴为主 | |
| 主穴 | 水沟、百会、内关、足三里 | |
| 配穴 | 配合谷、太冲 | 配气海、关元 |

## 考点 虚脱

| 虚脱 | 意义 |
| --- | --- |
| 辨证要点 | ①大汗淋漓，汗清稀而凉，手足冷，舌质胖，脉细无力或芤大者，为亡阳。②汗出黏而热，手足温，口渴，脉细数无力者，为亡阴。③阴阳俱脱 |
| 治法 | 回阳固脱，苏厥救逆。以督脉、手厥阴经穴为主 |

续表

| 虚脱 | 意义 |
|---|---|
| 主穴 | 素髎、水沟、内关 |
| 配穴 | 亡阳者配气海、关元、足三里；亡阴者配太溪、涌泉。昏迷者配中冲；肢冷脉微者配百会、神阙 |

## 考点　痛经

| 痛经 | 实证 | | 虚证 | |
|---|---|---|---|---|
| 病因病机 | 气血滞于胞宫，冲任瘀阻 | | 气血不足，冲任虚损，胞脉失于濡养 | |
| 病位 | 在胞宫、冲任。与肝、肾关系密切 | | | |
| 疼痛性质 | 绞痛、灼痛、刺痛为主，疼痛拒按，血色紫暗有块，块下痛缓 | | 隐痛、坠痛为主，喜按喜揉，量少色淡或色暗 | |
| 治法 | 行气活血，调经止痛。取任脉、足太阴经穴为主 | | 调补气血，温养冲任。取任脉、足太阴、足阳明经穴为主 | |
| 主穴 | 中极、次髎、地机、三阴交 | | 关元、足三里、三阴交 | |
| 配穴 | 气滞血瘀 | 太冲、血海 | 气血虚弱 | 气海、脾俞 |
| | 寒凝血瘀 | 关元、归来 | 肾气亏损 | 太溪、肾俞 |

## 考点　心绞痛

| 心绞痛 | 治疗 | |
|---|---|---|
| 治法 | 通阳行气，活血止痛。以手厥阴、手少阴经穴为主 | |
| 主穴 | 内关、郄门、阴郄、膻中 | |
| 配穴 | 气滞血瘀 | 配太冲、血海 |
| | 寒凝血瘀 | 配神阙、至阳 |
| | 痰浊阻络 | 配中脘、丰隆 |
| | 阳气虚衰 | 配心俞、至阳 |

## 考点　胆绞痛

| 胆绞痛 | 治疗 | |
|---|---|---|
| 治法 | 疏肝利胆，行气止痛。以足少阳经穴、胆的俞募穴为主 | |
| 主穴 | 胆囊穴、阳陵泉、胆俞、日月 | |
| 配穴 | 肝胆气滞 | 配太冲、丘墟 |
| | 肝胆湿热 | 配内庭、阴陵泉 |
| | 蛔虫妄动 | 配迎香透四白 |

## 考点 肾绞痛

| 肾绞痛 | 治疗 | |
|---|---|---|
| 治法 | 清利湿热，通淋止痛。以足太阴经穴与背俞穴为主 | |
| 主穴 | 肾俞、膀胱俞、中极、三阴交、阴陵泉 | |
| 配穴 | 下焦湿热 | 配委阳、合谷 |
| | 肾气不足 | 配气海、关元 |

## 考点 牙痛

| 牙痛 | 治疗 | |
|---|---|---|
| 治法 | 祛风泻火，通络止痛。以手、足阳明经穴为主 | |
| 主穴 | 合谷、颊车、下关 | |
| 配穴 | 风火牙痛 | 配外关、风池 |
| | 胃火牙痛 | 配内庭、二间 |
| | 虚火牙痛 | 配太溪、行间 |

### 考点　高热

| 高热 | 治疗 | |
|---|---|---|
| 治法 | 清泄热邪。以督脉和手阳明经穴、井穴为主 | |
| 主穴 | 大椎、曲池、合谷、外关、十二井穴 | |
| 配穴 | 风热表证 | 配鱼际 |
| | 肺热证 | 配少商、尺泽 |
| | 气分热盛 | 配内庭 |
| | 热入营血 | 配曲泽、委中、中冲、内关、十宣 |
| | 神昏谵语 | 配水沟 |
| | 抽搐 | 配阳陵泉、太冲 |

## 第八单元　针灸异常情况处理

### 考点　晕针

| 晕针 | 内容 |
|---|---|
| 表现 | 患者突然出现精神疲倦，头晕目眩，面色苍白，四肢发冷，血压下降，脉沉细，甚则神志昏迷，仆倒在地，唇甲青紫，二便失禁，脉微细欲绝 |

续表

| 晕针 | 内容 | |
|---|---|---|
| 处理 | 立即停止针刺 | 将针全部起出 |
| | 一般处理 | 使患者平卧，注意保暖 |
| | 轻者 | 仰卧片刻，给饮温开水或糖水后，即可恢复正常 |
| | 重者 | 上述处理 + 可刺水沟、素髎、内关、足三里，灸百会、关元、气海等穴，即可恢复 |
| | 仍不省人事，呼吸细微，脉细弱者 | 应配合其他治疗或采取急救措施 |

**考点　滞针**

| 滞针 | 内容 | |
|---|---|---|
| 表现 | 针在体内，捻转不动，提插、出针均感困难，若勉强捻转、提插时，患者痛不可忍 | |
| 处理 | 患者精神紧张，局部肌肉过度收缩造成者 | ①嘱患者不要紧张，使局部肌肉放松。②医生在局部循按或叩弹针柄，或在附近再刺一针 |
| | 行针不当，或单向捻针而致者 | 可向相反方向将针捻回，并用刮柄、弹柄法，使缠绕的肌纤维回释，即可消除滞针 |

## 考点　弯针

| 弯针 | 内容 | |
|---|---|---|
| 表现 | 针柄改变了进针或刺入留针时的方向和角度，提插、捻转及出针均感困难，而患者感到针刺部位疼痛 | |
| 处理 | 不得再行提插、捻转等手法 | |
| | 针轻微弯曲 | 应慢慢将针起出 |
| | 针弯曲角度过大 | 应顺着弯曲方向将针起出 |
| | 针弯曲不止一处 | 须视针柄扭转倾斜的方向，顺势分段退出 |
| | 由患者移动体位所致 | 使患者慢慢恢复原来体位，再将针缓缓起出，切忌强行拔针，以免将针断入体内 |

## 考点　断针

| 断针 | 内容 |
|---|---|
| 表现 | 行针时或出针后发现针身折断，其断端部分针身露在皮肤上面，或断端全部没入皮肤之下 |

续表

| 断针 | 内容 | |
|---|---|---|
| 处理 | 嘱患者切勿变动原有体位，以防断针向肌肉深部陷入 | |
| | 残端部分针身显露于体外 | 用镊子将针起出 |
| | 断端与皮肤相平或稍凹陷于体内 | 用左手拇、食两指垂直向下挤压针孔两旁，使断针暴露体外，右手持镊子将针取出 |
| | 断针完全深入皮下或肌肉深层 | 在 X 线下定位，手术取出 |

**考点　血肿**

| 血肿 | 内容 | |
|---|---|---|
| 表现 | 针刺过程中或出针后针孔出血，针刺部位肿胀疼痛，继则皮肤呈现青紫色 | |
| 处理 | 微量的皮下出血而见局部小块青紫 | 一般不必处理，可自行消退 |
| | 局部肿胀疼痛较剧，青紫面积大且影响活动功能 | 在 24 小时内先冷敷止血，24 小时之后再做热敷，或在局部轻轻揉按，以使局部瘀血消散吸收 |

### 考点　创伤性气胸

| 创伤性气胸 | 内容 | |
|---|---|---|
| 表现 | ①轻者胸痛、胸闷、心慌、呼吸不畅，重者呼吸困难、唇甲发绀、出冷汗、烦躁、恐惧、血压下降等。②X线检查可见肺组织压缩 | |
| 处理 | 立即起针并让患者取半卧位 | 要求患者心情平静，切勿因恐惧而翻转体位 |
| | 密切观察病情，随时对症处理 | 如给予镇咳、抗感染等治疗 |
| | 漏气量少 | 一般可自然吸收 |
| | 严重病例，如发现呼吸困难、发绀、休克等 | 组织抢救，如胸腔排气、少量慢速输氧、抗休克等 |

## 第九单元　推拿基本手法

### 考点　㨰法

| 㨰法 | 操作要点 |
|---|---|
| 侧㨰法 | 用手背近小指侧着力于治疗部位，以小指掌指关节背侧为支点，肘关节微屈并放松，靠前臂的旋转及腕关节的屈伸，使产生的力持续地作用在治疗部位上 |
| 立㨰法 | 用小指、无名指、中指背侧及其掌指关节着力于治疗部位，以小指掌指关节背侧为支点，肘关节伸直，靠前臂的旋转及腕关节的屈伸，使产生的力持续地作用在治疗部位上 |

**考点　一指禅推法**

| 一指禅推法 | 操作要点 |
| --- | --- |
| 指端一指禅推法 | ①以拇指指端着力于治疗部位，通过指间关节的屈伸和腕关节的摆动，使产生的力持续地作用在治疗部位上。②注意沉肩、垂肘、悬腕、掌虚、指实、紧推、慢移 |
| 偏锋一指禅推法 | ①以拇指的偏锋着力于治疗部位，通过指间关节的屈伸和腕关节的摆动，使产生的力持续地作用在治疗部位上。②注意沉肩、垂肘、指实、紧推、慢移 |
| 螺纹面一指禅推法 | ①以拇指的螺纹面着力于治疗部位，通过指间关节的屈伸和腕关节的摆动，使产生的力持续地作用在治疗部位上。操作时应注意沉肩、垂肘、悬腕、掌虚、指实、紧推、慢移。②亦可以用拇指的螺纹面着力于治疗部位，其余四指附着于肢体的另一侧，通过指间关节的屈伸和腕关节的摆动，使产生的力持续地作用在治疗部位上 |
| 跪推法 | 以拇指指间关节的背侧着力于治疗部位，通过腕关节的摆动使产生的力持续地作用在治疗部位上 |

**考点　揉法**

| 揉法 | 着力于治疗部位的结构 | 活动要求 |
| --- | --- | --- |
| 指揉法 | 指端 | 轻柔缓和的环旋活动 |
| 掌揉法 | 掌 | 轻柔缓和的环旋活动 |

续表

| 揉法 | 着力于治疗部位的结构 | 活动要求 |
| --- | --- | --- |
| 鱼际揉法 | 大鱼际或小鱼际 | 轻柔缓和的环旋活动 |
| 掌根揉法 | 掌根 | 轻柔缓和的环旋活动 |
| | 掌根 | 左右方向地用力按揉 |
| 前臂揉法 | 前臂的尺侧 | 用力做环旋或左右揉动 |
| 肘揉法 | 尺骨鹰嘴 | 用力做环旋或左右揉动 |

**考点**　摩法

| 摩法 | 操作方法 |
| --- | --- |
| 掌摩法 | 以掌置于腹部，做环形而有节律的抚摩，亦称摩腹。摩腹顺序：胃脘部→上腹→脐→小腹→右下腹→右上腹→左上腹→左下腹 |
| 指摩法 | 以食指、中指、无名指、小指指腹附着在治疗部位上，做环形而有节律的抚摩。本法用于面部、胸部或某些穴位 |

### 考点　推法

| 推法 | 操作要点 |
|---|---|
| 掌推法 | ①用掌着力于治疗部位，行单方向直线推动。推动时应轻而不浮，重而不滞。②多用于背部、胸腹部、季肋部、下肢部 |
| 指推法 | ①用指着力于治疗部位，行单方向直线推动。②用于肌腱及腱鞘部位 |
| 拇指分推法 | 以两手拇指的桡侧置于前额部位，自前额正中线向两旁分推 |
| 十指分推法 | 十指微屈，自胸部正中线沿肋间隙向两侧分推，亦称开胸顺气 |
| 鱼际分推法 | 以两手拇指桡侧及大鱼际着力于腹部，自腹部正中线沿肋弓向两侧分推 |

### 考点　擦法

| 擦法 | 操作要点 | 特点 | 主要适用范围 |
|---|---|---|---|
| 掌擦法 | 用掌着力于施治部位，做往返直线快速擦动 | 接触面积大，产热低且慢 | 腰骶、四肢、肩部 |
| 侧擦法 | 用手的尺侧着力于施治部位，做往返直线快速擦动 | 接触面积小，产热高且快 | 腰骶、肩背及四肢 |
| 鱼际擦法 | 用大鱼际着力于施治部位，做往返直线快速擦动 | 接触面积小，产热较快 | 上肢及颈肩部 |

## 考点　捏法

| 捏法 | 操作要点 |
| --- | --- |
| 三指捏法 | 两手腕关节略背伸，拇指横抵于皮肤，食、中两指置于拇指前方的皮肤处，以三指捏拿肌肤，两手边捏边交替前进 |
| 二指捏法 | 两手腕关节略尺偏，食指中节桡侧横抵于皮肤，拇指置于食指前方的皮肤处，以拇指、食指捏拿皮肤，边捏边交替前进 |

## 考点　拿法、拍法

| 拿法、拍法 | 操作要点 |
| --- | --- |
| 拿法 | 拇指与其余四指对合呈钳形，施以夹力，以掌指关节的屈伸运动所产生的力，捏拿治疗部位，即捏而提起称为拿 |
| 拍法 | 五指并拢且微屈，以前臂带动腕关节自由屈伸，指先落，腕后落，腕先抬，指后抬，虚掌拍打体表 |

## 考点　拨法

| 拨法 | 操作要点 | 适用范围 |
| --- | --- | --- |
| 拇指拨法 | ①以拇指螺纹面按于施治部位，以上肢带动拇指，垂直于肌腱、肌腹、条索往返用力推动。②也可以两手拇指重叠进行操作 | 肌腱、肌腹、腱鞘、神经干等部位 |

续表

| 拨法 | 操作要点 | 适用范围 |
|---|---|---|
| 掌指拨法 | 以一手拇指指腹置于施治部位，另一手手掌置于该拇指之上，以掌发力，以拇指着力，垂直于肌腱、肌腹、条索往返推动 | 肌腱、肌腹、腱鞘等部位 |
| 肘拨法 | 以尺骨鹰嘴着力于施治部位，垂直于肌腹往返用力拨动 | 臀部环跳穴 |

## 第十单元　运动关节类手法

### 考点　摇法

| 摇法 | 体位 | 操作要点 |
|---|---|---|
| 颈部摇法 | ①患者取坐位，颈部放松。②医生站在患者的侧后方 | 医生一手扶住患者的后枕部，另一手托住患者下颌，做缓慢的环旋摇动，并使其摇动的范围逐渐加大。亦可用肘夹住患者的下颌，另一手托住患者的后枕部，做缓慢的环旋摇动 |
| 腰部摇法 | ①患者坐于床边，一助手双手按压患者的大腿以固定。②医生站于患者背后 | 医生双手从腋下穿过抱住患者，然后环旋摇动患者的腰部，并使其摇动的范围逐渐加大 |

续表

| 摇法 | 体位 | 操作要点 |
| --- | --- | --- |
| 肩部摇法 | 医生站于患者左后方 | 医生以腹部顶住患者背部，右手托住患者右肘，左手握住患者右手手指或右手的尺侧，使肩关节沿前下→前上→后上→后下→前下的方向摇动，并使其摇动的范围逐渐加大 |

**考点　扳法**

| 扳法 | 体位 | 操作要点 |
| --- | --- | --- |
| 颈椎定位旋转扳法 | 以棘突向右偏为例：①患者取坐位。②医生站于患者右后方 | 医生用左手拇指顶住偏歪棘突的右侧，先使患者头部前屈至要扳动椎骨的棘突开始运动时，再使患者头向左侧屈、面部向右旋转至最大限度，然后医生用右手托住患者下颌，待患者放松后，做一个有控制的、稍增大幅度的、瞬间的旋转扳动，同时左手拇指向左推按偏歪的棘突，听到弹响即表明复位。亦可用肘夹住患者下颌做此扳法 |

续表

| 扳法 | 体位 | 操作要点 |
| --- | --- | --- |
| 腰部侧扳法 | ①患者取健侧卧位，健侧下肢伸直在下，患侧下肢屈曲在上，健侧上肢置于胸前，患侧上肢置于身后。②医生站在患者腹侧 | 医生一手置于患侧肩前，另一上肢的前臂尺侧置于患者臀后。医生两手相对用力并逐渐加大患者腰部旋转角度，至最大限度时，瞬间用力，加大旋转的角度，听到弹响即表明复位 |

## 考点　拔伸法

| 拔伸法 | 体位 | 操作要点 |
| --- | --- | --- |
| 颈部坐位拔伸法 | ①患者取坐位。②医生站在患者侧后方 | 医生的腹部顶住患者的背部，用一手托住患者后枕部，用另一肘夹住患者下颌，缓慢、反复、向后上方拔伸患者颈部 |
| 颈部仰卧位拔伸法 | 患者取仰卧位 | 医生一手托患者后枕部，另一手置于患者下颌处，两手用力拔伸患者颈部 |
| 腰部拔伸法 | 患者取俯卧位 | 一助手固定患者肩部，医生双手托住患者的两个踝关节，两臂伸直，身体后仰，与助手相对用力，拔伸患者的腰部 |
| 肩部拔伸法 | ①患者取坐位。②医生站在患者患侧的前方 | 医生双手握住患者腕部（患者手掌朝里），逐渐向上拔伸患肢 |

# 第十一单元　小儿推拿手法

## 考点　推法

| 推法 | 操作要点 | 手法频率 |
| --- | --- | --- |
| 直推法 | 医生一手拇指自然伸直，以螺纹面或其桡侧缘着力，或食、中两指伸直，以螺纹面着力，腕部伸直，带动手指做单方向的直线推动 | 250～300 次/分 |
| 旋推法 | 医生用拇指面在穴位上做顺时针方向的旋转推动 | 150～200 次/分 |
| 分推法 | 以双手拇指螺纹面或其桡侧缘，或用双掌着力，附着在患儿所需治疗的穴位或部位上，用腕部或前臂发力，带动着力部位自穴位或部位的中间向两旁做直线推动 | 一般分推 20～50 次 |
| 合推法 | 以双手拇指螺纹面或双掌着力，附着在患儿所需治疗的穴位或部位的两旁，用肘臂发力，带动着力部位自两旁向中间做相对方向的直线或弧线推动 | |

## 考点 揉法

| 揉法 | 操作要点 |
| --- | --- |
| 指揉法 | 以拇指或中指的指面或指端，或食指、中指、无名指端着力于穴位做环旋揉动，使该处的皮下组织一起运动。根据着力部位的不同，可分为拇指揉法、中指揉法、食指中指揉法和食指中指无名指三指运法 |
| 掌揉法 | 以掌着力于穴位做环旋揉动，稍用力下压，腕部放松，以肘关节为支点，前臂做主动运动，带动腕部及着力部分连同前臂做轻柔和缓的、小幅度的、顺时针或逆时针方向的环旋揉动，使该处的皮下组织一起运动 |
| 鱼际揉法 | 以大鱼际着力于穴位做环旋揉动。稍用力下压，腕部放松，前臂主动运动，通过腕关节带动着力部位在治疗部位上做轻柔和缓、小幅度、顺时针或逆时针方向的环旋揉动，使该处的皮下组织一起运动 |

## 考点 摩法

| 摩法 | 操作要点 |
| --- | --- |
| 掌摩法 | ①指掌自然伸直，腕关节微背伸，用掌面着力，附着在患儿体表一定部位上，腕关节放松，前臂主动运动，通过腕关节连同着力部位做顺时针或逆时针方向的环形摩动。②以掌置于腹部，做环形而有节律的抚摩，称摩腹。顺序：胃脘部→上腹→脐→小腹→右下腹→右上腹→左上腹→左下腹 |

续表

| 摩法 | 操作要点 |
| --- | --- |
| 指摩法 | ①以食指、中指、无名指、小指指面附着在治疗部位上，做环形而有节律的抚摩。操作时前臂主动运动，通过腕关节做顺时针或逆时针方向的环形摩动。②用于面部、胸部或某些穴位 |

## 考点　掐法

| 掐法 | 操作要点 |
| --- | --- |
| 双手掐法 | 以两手的拇食指相对用力，挤压治疗部位 |
| 单手掐法 | 以单手拇指指端掐按人体的穴位，如掐水沟 |

## 考点　捏脊法

| 捏脊法 | 操作要点 |
| --- | --- |
| 二指捏 | 医生两手略尺偏，两手食指中节桡侧横抵于皮肤，拇指置于食指前方的皮肤处。两手指共同捏拿肌肤，边捏边交替捻动向前 |
| 三指捏 | 医生两手略背伸，两手拇指桡侧横抵于皮肤，食指、中指置于拇指前方的皮肤处。三手指共同捏拿肌肤，边捏边交替捻动向前 |

**考点** 运法、捣法

| 方法 | 操作要点 | 频率 |
| --- | --- | --- |
| 运法 | 医生以一手托握住患儿手臂，使被操作的部位或穴位平坦向上，另一手以拇指或食指、中指的螺纹面着力，轻附着在治疗部位或穴位上，做由此穴向彼穴的弧形运动，或在穴周做周而复始的环形运动 | 60～120次/分 |
| 捣法 | 患儿取坐位。医生以一手握持住患儿食指、中指、无名指、小指四指，使手掌向上，用另一手的中指指端或食指、中指屈曲后的第1指间关节突起部着力，其他手指屈曲相握，前臂主动运动，通过腕关节的屈伸运动，带动着力部位做有节奏的叩击 | 5～20次即可 |

**考点** 其他推拿手法

| 其他推拿手法 | 操作要点 | 临床应用 |
| --- | --- | --- |
| 黄蜂入洞 | 医生以左手扶患儿头部，右手食、中两指在患儿鼻孔下缘处揉20～30次 | 外感风寒、发热无汗、急慢性鼻炎、鼻塞流涕、呼吸不畅等 |

续表

| 其他推拿手法 | 操作要点 | 临床应用 |
|---|---|---|
| 揉耳摇头 | 医生以两手拇、食指分别揉捏小儿双侧耳垂，然后用掌心捧住小儿头部轻轻摇动，揉耳垂 20～30 次，摇小儿头部 10～20 次 | 惊风 |
| 双凤展翅 | 医生用两手食、中指夹持住患儿两耳，向上提数次后，再用一手或两手拇指端按掐眉心、太阳、听会、水沟、承浆、颊车各穴，每穴按、掐各 3 次 | 外感风寒、咳嗽多痰等 |
| 苍龙摆尾 | 医生以左手托患儿肘部，右手自总筋至肘部来回搓揉，再握住患儿食、中、无名、小指，并上提，左右摆动使患儿腕关节如摆尾之状 | 胸闷发热、烦躁不安、大便秘结等 |
| 飞经走气 | 医生先以右手握住患儿四指，再用左手拇指与四指相对用力，从曲池起一捏一松至总筋穴处数次，然后医生再以拇、中两指相对用力分别按住患儿阴池、阳池两穴不动，最后医生以右手手掌推动患儿四指一握一伸，连续 20～30 次 | 外感，咳嗽痰鸣 |

续表

| 其他推拿手法 | 操作要点 | 临床应用 |
|---|---|---|
| 二龙戏珠 | 医生以左手持患儿之手，使其掌心向上，前臂伸直，医生以右手食、中二指指面，自患儿总筋穴处，分别向前点按，一起一伏，直至曲池穴，为一次。一般操作 20~30 次 | 小儿惊惕不安、惊风等 |
| 凤凰展翅 | 医生以两手食、中二指固定患儿之腕部，同时以拇指掐患儿之精宁、威灵穴，并上下摇动腕关节使其屈曲与背伸，如凤凰展翅之状 20~50 次 | 痰食积聚、气吼痰喘、惊风等 |
| 赤凤点头 | 医生左手托患儿之肘，右手捏中指上下摇之，如赤凤点头之状，摇 20~30 次 | 上肢麻木、心悸、胸满胀痛、气喘等 |
| 水底捞明月 | 医生以左手持患儿四指，右手食、中指固定患儿拇指，然后医生以拇指自患儿小指尖推至小天心，再转入内劳宫为一次，推 30~50 次 | 高热神昏、热入营血、烦躁不安、便秘等实热证 |
| 打马过天河 | 医生以左手捏住患儿四指，将掌心向上，用另一手拇指螺纹面运内劳宫穴，然后屈患儿四指向上，以左手握住，再以食、中指的指面自内关、间使、循天河水向上一起一落打至洪池为一次，操作 10~20 次 | 高热烦躁、神错抽搐、上肢麻木等实热病证 |

续表

| 其他推拿手法 | 操作要点 | 临床应用 |
| --- | --- | --- |
| 开璇玑 | 医生先用两手拇指自患儿璇玑穴处，沿胸肋自上而下分推至季肋部，再从胸骨下端鸠尾穴，向下直推至脐，然后由脐向左、右推摩患儿腹部，最后从脐直推至小腹部，操作 50 ~ 100 次 | 内寒束肺，食积不化引起的咳嗽气促、胸腹胀、腹痛、呕吐、外感发热、抽搐等 |
| 揉脐及龟尾并擦七节骨 | 患儿仰卧，医生一手揉脐，揉闭令患儿俯卧，一手拇指或中指点揉龟尾，另一手掌置于七节骨，自龟尾擦至七节骨为补，反之为泻，操作 40 ~ 50 次 | 泄泻、痢疾、便秘、脱肛等 |

# 第二章　临床答辩

## 第一单元　感冒（见 P211）

## 第二单元　咳嗽（见 P212）

## 第三单元　喘证（见 P214）

## 第四单元　肺胀

**考点**　肺胀的辨证论治

| 分类 | 证型 | 证候 | 治法 | 方药 |
|---|---|---|---|---|
| 实喘 | 痰浊壅肺证 | 胸部膨满，憋闷如塞，短气喘息，咳嗽痰多，色白黏腻，脘痞纳少 | 化痰降气，健脾益肺 | 苏子降气汤合三子养亲汤 |
| | 痰热郁肺证 | 胸部膨满，咳逆喘粗，烦躁，目胀睛突，痰黏稠难咯，身热 | 清肺化痰，降逆平喘 | 越婢加半夏汤或桑白皮汤 |

续表

| 分类 | 证型 | 证候 | 治法 | 方药 |
|---|---|---|---|---|
| 实喘 | 痰蒙神窍证 | 胸部膨满憋闷，神志恍惚，撮空理线，甚则昏迷，抽搐，咳痰不爽 | 涤痰，开窍，息风 | 涤痰汤 |
| | 阳虚水泛证 | 胸部膨满憋闷，咳痰清稀，胸闷心悸，肢肿，怕冷 | 温肾健脾，化饮利水 | 真武汤合五苓散 |
| 虚喘 | 肺肾气虚证 | 胸部膨满，气短难续，甚则张口抬肩不能平卧，咳嗽，痰白如沫，腰膝酸软 | 补肺纳肾，降气平喘 | 平喘固本汤合补肺汤 |

## 第五单元　肺痨

### 考点　肺痨的辨证论治

| 证型 | 证候 | 治法 | 方药 |
|---|---|---|---|
| 肺阴亏损证 | 干咳，咳声短促，痰黏带血，胸部隐痛，午后手足心热，口干咽燥 | 滋阴润肺 | 月华丸 |
| 虚火灼肺证 | 呛咳气急，痰少质黏，咳血，骨蒸颧红，五心烦热，盗汗，急躁易怒 | 滋阴降火 | 百合固金汤合秦艽鳖甲散 |

续表

| 证型 | 证候 | 治法 | 方药 |
| --- | --- | --- | --- |
| 气阴耗伤证 | 咳嗽无力，气短声低，痰稀色白量多，午后潮热，畏风怕冷，自汗盗汗，纳少便溏，面白颧红 | 益气养阴 | 保真汤或参苓白术散 |
| 阴阳虚损证 | 咳逆喘息，少气，自汗盗汗，面浮肢肿，形寒肢冷，或五更泄泻 | 滋阴补阳 | 补天大造丸 |

**考点** 肺痨的类证鉴别

肺痨与虚劳

| 病名 | 相同点 | 不同点 |
| --- | --- | --- |
| 肺痨 | 均为慢性虚弱性疾患 | 有传染特点，是慢性传染性疾患，有其发生发展及传变规律；病位在肺；病理主在阴虚 |
| 虚劳 | | 内伤亏损引起，是多种慢性疾病虚损证候的总称；病位在五脏，以肾为主；病理为阴阳并重 |

肺痨与肺痿

| 病名 | 相同点 | 不同点 |
|---|---|---|
| 肺痨 | 均为病位在肺的慢性虚弱性疾患 | 以咳嗽、咳血、潮热、盗汗为主 |
| 肺痿 | | 以咳吐浊唾涎沫为主 |



## 第六单元　心悸（见 P216）

## 第七单元　胸痹（见 P218）

## 第八单元　不寐（见 P219）

## 第九单元　胃痛（见 P222）

## 第十单元　腹痛（见 P225）

## 第十一单元　泄泻（见 P226）

## 第十二单元　痢疾（见 P227）

## 第十三单元　胁痛（见 P230）

## 第十四单元　黄疸（见 P231）

## 第十五单元　积聚

考点　积聚的辨证论治

聚证

| 证型 | 证候 | 治法 | 方药 |
|---|---|---|---|
| 肝气郁结证 | 腹中结块柔软，时聚时散，攻窜胀痛，脘胁胀闷不适 | 疏肝解郁，行气散结 | 逍遥散、木香顺气散 |
| 食滞痰阻证 | 腹胀或痛，腹部时有条索状物聚起，按之胀痛更甚，便秘，纳呆 | 理气化痰，导滞散结 | 六磨汤 |

积证

| 证型 | 证候 | 治法 | 方药 |
|---|---|---|---|
| 气滞血阻证 | 腹部积块质软不坚，固定不移，胀痛不适 | 理气消积，活血散瘀 | 柴胡疏肝散合失笑散 |

续表

| 证型 | 证候 | 治法 | 方药 |
|---|---|---|---|
| 瘀血内结证 | 腹部积块明显，固定不移，刺痛，纳少，面色晦暗 | 祛瘀软坚，佐以扶正健脾 | 膈下逐瘀汤合六君子汤 |
| 正虚瘀结证 | 久病体弱，积块坚硬，隐痛或剧痛，肌肉瘦削，面色黧黑 | 补益气血，活血化瘀 | 八珍汤合化积丸 |

**考点　积聚与痞满的鉴别**

| 病名 | 相同点 | 不同点 |
|---|---|---|
| 积聚 | 均可因情志失调而致气滞痰阻，出现胀满 | 腹内结块，或痛或胀，不仅有自觉症状，而且有结块可扪及 |
| 痞满 | | 脘腹部痞塞胀满，系自觉症状，而无块状物可扪及 |

## 第十六单元　头痛（见 P234）

## 第十七单元　眩晕（见 P235）

## 第十八单元　中风（见 P236）

## 第十九单元　水肿（见 P239）

## 第二十单元　淋证（见 P240）

## 第二十一单元　消渴（见 P246）

## 第二十二单元　痹证（见 P247）

## 第二十三单元　血证（见 P242）

## 第二十四单元　虚劳

**考点**　虚劳的辨证论治

气虚

| 证型 | 证候 | 治法 | 方药 |
| --- | --- | --- | --- |
| 肺气虚证 | 咳嗽无力，痰液清稀，短气自汗，声音低怯，时寒时热，平素易于感冒 | 补益肺气 | 补肺汤 |
| 心气虚证 | 心悸，气短，劳则尤甚，神疲体倦 | 益气养心 | 七福饮 |

续表

| 证型 | 证候 | 治法 | 方药 |
| --- | --- | --- | --- |
| 脾气虚证 | 饮食减少，食后胃脘不舒，大便溏薄，面色萎黄 | 健脾益气 | 加味四君子汤 |
| 肾气虚证 | 神疲乏力，腰膝酸软，小便频数而清 | 益气补肾 | 大补元煎 |

血虚

| 证型 | 证候 | 治法 | 方药 |
| --- | --- | --- | --- |
| 心血虚证 | 心悸怔忡，健忘，失眠，多梦 | 养血宁心 | 养心汤 |
| 肝血虚证 | 头晕，目眩，胁痛，肢体麻木，妇女月经不调甚则闭经 | 补血养肝 | 四物汤 |

阴虚

| 证型 | 证候 | 治法 | 方药 |
| --- | --- | --- | --- |
| 肺阴虚证 | 干咳，咽燥，咳血，潮热，盗汗，面色潮红 | 养阴润肺 | 沙参麦冬汤 |
| 心阴虚证 | 心悸，失眠，烦躁，潮热，盗汗，或口舌生疮，面色潮红 | 滋阴养心 | 天王补心丹 |
| 脾胃阴虚证 | 口干唇燥，不思饮食，大便燥结，面色潮红 | 养阴和胃 | 益胃汤 |
| 肝阴虚证 | 头痛，眩晕，耳鸣，目干畏光，视物不明，急躁易怒，或肢体麻木 | 滋养肝阴 | 补肝汤 |

续表

| 证型 | 证候 | 治法 | 方药 |
| --- | --- | --- | --- |
| 肾阴虚证 | 腰酸，遗精，两足痿弱，眩晕，耳鸣，口干，咽痛，颧红 | 滋补肾阴 | 左归丸 |

阳虚

| 证型 | 证候 | 治法 | 方药 |
| --- | --- | --- | --- |
| 心阳虚证 | 心悸，自汗，神倦嗜卧，心胸憋闷疼痛，形寒肢冷，面色苍白 | 益气温阳 | 保元汤 |
| 脾阳虚证 | 面色萎黄，食少，形寒，少气懒言，大便溏薄，肠鸣腹痛，每因受寒或饮食不慎而加剧 | 温中健脾 | 附子理中汤 |
| 肾阳虚证 | 腰背酸痛，遗精，阳痿，多尿，畏寒肢冷，下利清谷或五更泻泄 | 温补肾阳 | 右归丸 |
| 心阳虚证 | 心悸，自汗，神倦嗜卧，心胸憋闷疼痛，形寒肢冷，面色苍白 | 益气温阳 | 保元汤 |

# 第二十五单元　有机磷农药中毒

## 考点　有机磷农药中毒的临床表现

| 有机磷农药中毒 | 临床表现 |
|---|---|
| 毒蕈碱样表现 | 出现最早。①腺体分泌增加。②平滑肌痉挛。③心脏抑制。④瞳孔括约肌收缩 |
| 烟碱样表现 | 面部四肢甚至全身肌肉颤动，严重时出现肌肉强直性痉挛、抽搐，伴有脉搏加速、血压升高、心律失常等，随后出现肌力减退、瘫痪，严重时因呼吸肌麻痹而出现周围性呼吸衰竭 |
| 中枢神经系统表现 | 常见头痛、头晕、步态不稳、共济失调等，病情严重者可出现烦躁、抽搐，甚至脑水肿，进入昏迷状态 |
| 其他表现 | ①局部皮损。②迟发性脑病：发病后 2 ~ 3 天出现。③中间综合征：少数患者于急性中毒发生 24 小时后，中毒症状缓解之后，出现肌肉无力 |

## 考点　有机磷农药中毒的病情分度

| 病情分度 | 临床特点 | 全血胆碱酯酶活力测定 |
|---|---|---|
| 轻度中毒 | 头痛、恶心呕吐、多汗、视物不清、乏力、瞳孔缩小等毒蕈碱样症状为主 | 70% ~ 50% |

续表

| 病情分度 | 临床特点 | 全血胆碱酯酶活力测定 |
| --- | --- | --- |
| 中度中毒 | 轻度中毒表现+肌肉颤动，瞳孔缩小呈针尖样，伴有呼吸困难、流涎、腹痛、腹泻、步态不稳，意识可清醒 | 50%～30% |
| 重度中毒 | 中度中毒表现+脑水肿、肺水肿、呼吸麻痹等，表现为呼吸困难、发绀、大小便失禁、抽搐及昏迷 | <30% |

## 第二十六单元　肠痈（见 P297）

## 第二十七单元　颈椎病

### 考点　颈椎病的辨证论治

| 证型 | 主症 | 治法 | 方剂 |
| --- | --- | --- | --- |
| 风寒湿阻证 | 颈、肩、上肢疼痛麻木，以痛为主，头有沉重感，颈部僵硬，活动不利，恶寒畏风 | 祛风除湿，温经通络 | 羌活胜湿汤 |
| 气滞血瘀证 | 颈肩部、上肢刺痛，痛处固定，伴有肢体麻木 | 行气活血，化瘀通络 | 活血舒筋汤 |

续表

| 证型 | 主症 | 治法 | 方剂 |
|---|---|---|---|
| 痰湿阻络证 | 头晕目眩，头重如裹，四肢麻木不仁，纳呆 | 除湿化痰，蠲痹通络 | 天麻钩藤饮 |
| 气血亏虚证 | 头晕目眩，面色苍白，心悸气短，四肢麻木，倦怠乏力 | 补益肝肾，活血通络 | 黄芪桂枝五物汤 |
| 肝肾不足证 | 眩晕头痛，耳鸣耳聋，失眠多梦，肢体麻木，面红目赤 | 益气养血，活血通络 | 六味地黄丸 |



## 第二十八单元　痄腮

### 考点　痄腮的辨证论治

| 证型 | 主症 | 治法 | 方剂 |
|---|---|---|---|
| 邪犯少阳证 | 轻微发热恶寒，一侧或两侧耳下腮部漫肿疼痛，咀嚼不便，咽红，纳少 | 疏风清热，散结消肿 | 柴胡葛根汤 |
| 热毒壅盛证 | 高热不退，耳下腮部肿痛，坚硬拒按，神昏嗜睡，头痛项强，呕吐，四肢抽搐 | 清热解毒，息风开窍 | 普济消毒饮 |

续表

| 证型 | 主症 | 治法 | 方剂 |
| --- | --- | --- | --- |
| 毒窜睾腹证 | 腮部肿胀消退后，一侧或双侧睾丸肿胀疼痛，痛时拒按 | 清肝泻火，活血止痛 | 龙胆泻肝汤 |

## 第二十九单元　急惊风

### 考点　急惊风的辨证论治

| 证型 | 主症 | 治法 | 方剂 |
| --- | --- | --- | --- |
| 风热动风 | 发热，头痛，咳嗽，鼻塞流涕，咽红，烦躁，神昏，惊厥 | 疏风清热，息风定惊 | 银翘散 |
| 气血两燔 | 壮热口渴，头痛剧烈，烦躁抽搐，甚则高热不退，反复抽搐，神志昏迷 | 清气凉营，息风开窍 | 清瘟败毒饮 |
| 邪陷心肝 | 高热不退，烦躁口渴，谵语，神志昏迷，反复抽搐，两目上视 | 清心开窍，平肝息风 | 羚角钩藤汤 |
| 湿热疫毒 | 持续高热，频繁抽风，神志昏迷，谵语，腹痛呕吐，大便黏腻夹脓血 | 清热化湿，解毒息风 | 黄连解毒汤合白头翁汤 |

续表

| 证型 | 主症 | 治法 | 方剂 |
| --- | --- | --- | --- |
| 惊恐受风 | 惊惕不安，身体战栗，喜投母怀，夜间惊啼，甚至惊厥、抽风，大便色青 | 镇惊安神，平肝息风 | 琥珀抱龙丸 |

## 第三十单元　小儿泄泻（见 P338）

## 第三十一单元　崩漏（见 P305）

## 第三十二单元　绝经前后诸证（见 P309）

# 第 二 篇

## 综合笔试部分

# 第一章　中医基础理论

## 第一单元　中医学理论体系的主要特点

**考点**　整体观念、辨证论治

| 特点 | | 具体内容 |
|---|---|---|
| 整体观念 | | 人体是一个有机的整体 |
| | | 人与自然环境、社会环境具有统一性 |
| 辨证论治 | 病、证、症 | ①病——疾病。②证——证候。③症——症状和体征 |
| | 辨证论治的概念 | ①分析四诊所收集的资料、症状和体征。②辨清疾病的病因、性质、部位，邪正之间的关系。③概括、判断为某种性质的证 |
| | 同病异治 | 同一疾病可因人、因时、因地不同，出现的不同证型，采用不同的治法 |
| | 异病同治 | 不同的疾病在发展过程中出现性质相同的证型，采用相同的治疗方法 |

## 第二单元　精气学说

### 考点　精气学说的概念、基本内容、应用★

| 精气学说 | 概述 |
|---|---|
| 概念 | 精指充塞于宇宙之中不断运动又无形可见的精微物质 |
| | 气是精的存在形态，指一切细微、精粹的物质，是生成宇宙万物的原始物质 |
| 基本内容 | ①精气是构成宇宙的本原。②精气的运动变化。③天地精气化生为人 |
| 应用 | ①精气生命理论构建。②整体观念构建 |

## 第三单元　阴阳学说

### 考点　阴阳学说的基本内容★

| 基本内容 | 概念 | 举例 |
|---|---|---|
| 阴阳对立制约 | 互相斗争、互相制约、互相排斥 | 寒者热之，热者寒之；阴盛则阳病，阳盛则阴病 |
| 互根互用 | 相互依存、相互为用 | 孤阴不生，孤阳不长；阴阳离决，精气乃绝 |

续表

| 基本内容 | 概念 | 举例 |
| --- | --- | --- |
| 阴阳交感互藏 | 相互感应而交合，相互作用、包含 | 天地氤氲，万物化醇；男女构精，万物化生 |
| 阴阳消长平衡 | 对立双方的增减、盛衰、进退 | 阴消阳长，阴长阳消，同消同长 |
| 阴阳转化 | 在一定条件下向其相反的方向转化 | 重阴必阳，重阳必阴；寒极生热，热极生寒 |
| 常考选句：天地者，万物之上下也；阴阳者，血气之男女也；左右者，阴阳之道路也；水火者，阴阳之征兆也；阴阳者，万物之能始也 | | |

**考点** 阴阳学说在中医学中的应用

在组织结构和生理机能方面的应用★

| 阴阳分类 | 脏腑分阴阳 | 昼夜分阴阳 |
| --- | --- | --- |
| 阳中之阳 | 心 | 上午 |
| 阳中之阴 | 肺 | 下午 |
| 阴中之阴 | 肾 | 前半夜 |
| 阴中之阳 | 肝 | 后半夜 |
| 阴中之至阴 | 脾 | |

在病理、疾病诊断、疾病治疗方面的应用

| 应用 | 具体内容 |
| --- | --- |
| 病理 | ①分析病因的阴阳属性。②阴阳盛衰的病理表现 |
| 疾病诊断 | 用阴阳属性来分析四诊收集到的临床症状和体征 |
| 疾病治疗 | ①确定治疗原则：实则泻之，虚则补之<br>②归纳药物性能：用阴阳归纳中药的药性、五味与升降浮沉 |



## 第四单元　五行学说

### 考点　五行学说的概念

#### 五行归类★

| 自然界 | | | | | | | 五行特性 | 人体 | | | | | |
| --- | --- | --- | --- | --- | --- | --- | --- | --- | --- | --- | --- | --- | --- |
| 五音 | 五味 | 五色 | 五化 | 五气 | 五方 | 五季 | | 五脏 | 六腑 | 五官 | 形体 | 情志 | 五声 |
| 角 | 酸 | 青 | 生 | 风 | 东 | 春 | 木曰曲直 | 肝 | 胆 | 目 | 筋 | 怒 | 呼 |
| 徵 | 苦 | 赤 | 长 | 暑 | 南 | 夏 | 火曰炎上 | 心 | 小肠 | 舌 | 脉 | 喜 | 笑 |
| 宫 | 甘 | 黄 | 化 | 湿 | 中 | 长夏 | 土曰稼穑 | 脾 | 胃 | 口 | 肉 | 思 | 歌 |
| 商 | 辛 | 白 | 收 | 燥 | 西 | 秋 | 金曰从革 | 肺 | 大肠 | 鼻 | 皮毛 | 悲 | 哭 |
| 羽 | 咸 | 黑 | 藏 | 寒 | 北 | 冬 | 水曰润下 | 肾 | 膀胱 | 耳 | 骨 | 恐 | 呻 |

**考点** 五行学说的基本内容

| 分类 | 概念 | 举例 |
| --- | --- | --- |
| 相生 | 五行之间有序的资生、助长和促进的关系 | 木→火→土→金→水→木 |
| 相克 | 五行之间有序的克制、制约的关系 | 木→土→水→火→金→木 |
| 制化 | 五行中一行亢盛时，必然随之有制约，以防止亢而为害 | |
| 相乘 | 相克太过，超过正常的制约程度（太过、不及） | 木乘土，土乘水，水乘火，火乘金，金乘木 |
| 相侮 | 反向制约和克制（太过、不及） | 木侮金，金侮火，火侮水，水侮土，土侮木 |
| 母病及子 | 五行中一行异常，影响其子行，导致母子两行皆异常 | 肝病及心 |
| 子病及母 | 五行中一行异常，影响其母行，导致母子两行皆异常 | 肝病及肾 |

**考点** 五行学说的应用

| 应用 | 具体 | 举例 |
| --- | --- | --- |
| 生理 | 说明五脏的生理特点 | 肝属木，肝喜条达而恶抑郁 |
| | 构建天人一体的五脏系统 | |
| | 说明五脏之间的生理联系 | 水能生木，肾水滋养肝木 |
| 病理 | 说明五脏疾病的发生 | 冬季肾先受邪 |
| | 五脏病变的相互影响和传变 | 木火刑金 |
| 诊断疾病 | 在疾病诊断中的运用 | 面色赤，口味苦，脉象洪，可诊断为心火亢盛 |
| 疾病治疗 | 指导脏腑用药 | 赤色、苦味入心 |
| | 控制五脏疾病的传变 | 见肝之病，则知肝当传之于脾，故先实其脾气 |
| | 根据相生规律确定的治则治法 | 滋水涵木 |
| | 根据相克关系确定的治则治法 | 培土制水 |

## 第五单元　五脏

### 考点　五脏的生理功能与特性（一）★

| 五脏 | 生理特性 | 生理功能 | 生理意义 |
|---|---|---|---|
| 心 | ①心为阳脏<br>②心主通明<br>③心气宜降 | 主血脉 | ①心推动血在脉管内运行。②心有生血作用 |
| | | 主神明 | 心为五脏六腑之大主 |
| 肺 | ①肺为娇脏<br>②以降为顺<br>③喜润恶燥 | 主气，司呼吸 | ①主呼吸之气。②主一身之气 |
| | | 主宣发与肃降 | 是维持呼吸运动、水液代谢正常进行的基础 |
| | | 主通调水道 | ①肺为水之上源。②肺主行水 |
| | | 朝百脉，主治节 | ①辅心行血。②肺主治节是对肺主要生理功能的高度概括 |

## 考点　五脏的生理功能与特性（二）★

| 五脏 | 生理特性 | 生理功能 | 生理意义 |
|---|---|---|---|
| 脾 | ①宜升则健<br>②喜燥恶湿 | 主运化 | 气血生化之源 |
| | | 主统血 | 统摄血液 |
| | | 主升 | ①升清。②升举 |
| 肝 | ①肝为刚脏<br>②体阴用阳 | 主疏泄 | ①促进血的运行和津液的输布代谢。②促进脾胃的运化和胆汁的分泌排泄。③调畅情志。④通调男子排精与女子排卵和月经 |
| | | 主藏血 | ①贮藏血液。②调节血量。③防止出血 |
| 肾 | ①封藏之本<br>②水火之宅<br>③肾恶燥 | 藏精，主生长、发育与生殖 | 肾对精气具有封藏作用。肾精和肾气促进机体生长发育和生殖功能的成熟。肾精还可推动和调节脏腑气化 |
| | | 主水 | 肾的气化功能极为重要 |
| | | 主纳气 | 保持呼吸深度，防止呼吸表浅 |

## 考点　五脏之间的关系

| 五脏 | 两者关系的表现 | 五脏 | 两者关系的表现 |
|---|---|---|---|
| 心、肺 | 血液运行，呼吸吐纳 | 肺、脾 | 气的生成和津液的输布代谢 |
| 心、脾 | 血液的生成和运行 | 肺、肝 | 气机的调节 |
| 心、肝 | 血液与神志方面的依存与协同 | 肝、肾 | 精血同源、藏泄互用及阴阳互资 |
| 心、肾 | 心肾阴阳水火既济与心血肾精之间的依存关系 | 脾、肾 | 先天后天相辅相成和津液代谢 |
| 肺、肾 | 津液代谢和呼吸运动 | 肝、脾 | 饮食物的消化和血液生成、贮藏及循行 |

## 考点　五脏与五体、五官九窍、五志、五液和五时的关系★

| 五脏 | 五体 | 外华 | 五官九窍 | 五志 | 五液 | 五时 |
|---|---|---|---|---|---|---|
| 肝 | 筋 | 爪 | 目 | 怒 | 泪 | 春 |
| 心 | 脉 | 面 | 舌 | 喜 | 汗 | 夏 |
| 脾 | 肉 | 唇 | 口 | 思 | 涎 | 长夏 |
| 肺 | 皮 | 毛 | 鼻 | 忧（悲） | 涕 | 秋 |
| 肾 | 骨 | 发 | 耳及二阴 | 恐（惊） | 唾 | 冬 |

# 第六单元　六腑

## 考点　六腑的生理功能、五脏与六腑之间的关系★

| 六腑 | 别称 | 生理功能 | 特性 | 与五脏关系（表里关系） |
|---|---|---|---|---|
| 胆 | ①中正之官<br>②中精之府 | 贮藏和排泄胆汁 | | 肝：分泌胆汁，肝主疏泄<br>胆：贮藏胆汁，胆主决断 |
| | | 主决断 | | |
| 胃 | ①太仓<br>②水谷之海 | 主受纳水谷 | 胃主通降 | 脾胃：纳运相成，升降相因，燥湿相济 |
| | | 主腐熟水谷 | 喜润恶燥 | |
| 小肠 | 受盛之官 | 主受盛化物 | 升降相因，清浊分别 | 心：心火下降，保证小肠化物<br>小肠：泌清保证心血充足 |
| | | 主泌别清浊 | | |
| | | 小肠主液 | | |
| 大肠 | 传导之官 | 主传化糟粕 | 以降为顺，以通为用 | 肺：肺司呼吸，有赖于大肠通畅 |
| | | 主津 | | |
| 膀胱 | 州都之官 | 贮尿和排尿 | | 肾：维持津液代谢 |

续表

| 六腑 | 别称 | 生理功能 | 特性 | 与五脏关系（表里关系） |
|---|---|---|---|---|
| 三焦 | 孤府 | 通行诸气，运化津液 | 上焦如雾；<br>中焦如沤；<br>下焦如渎 | |

## 第七单元　奇恒之腑

### 考点　脑和女子胞

| 项目 | 脑 | 女子胞 |
|---|---|---|
| 生理功能 | ①主宰生命活动<br>②主司精神意识<br>③主司感觉运动 | ①主持月经。②孕育胎儿 |
| 与脏腑的关系 | ①心主神志<br>②肝主疏泄<br>③肾藏精，生髓充脑 | ①肾精肾气充盈产生天癸——生殖器官发育、生殖功能。②肾藏精——精能化血。③心主血，肝藏血，脾统血——月经的排泄，胎儿的孕育 |
| 与经脉的关系 | | 冲为血海，调节十二经气血；任主胞胎 |

# 第八单元　气、血、津液

## 考点　气★

| | | |
|---|---|---|
| 气的概念 | 气是人体内活力很强、运行不息的极精微物质 | |
| 气的生成 | 来源于元气和宗气 | |
| 气的运动 | 基本形式：升、降、出、入 | |
| | 脏腑之气运动规律：升已而降、降已而升，升中有降、降中有升 | |
| 气的功能 | 推动作用 | ①推动人体的生长发育。②推动脏腑经络组织器官的功能活动。③推动津液的生成、输布和排泄 |
| | 温煦作用 | 温暖全身 |
| | 防御作用 | 防御外邪入侵并驱逐侵入体内之病邪 |
| | 固摄作用 | 固护统摄体液 |
| | 气化作用 | 精、气、血、津液等物质各自的新陈代谢及相互间的转化 |

气的分类

| 气的分类 | 组成 | 功能 |
| --- | --- | --- |
| 元气 | 先天之气 | 人体生命活动的原动力 |
| 宗气 | 清气与脾胃运化的水谷精气 | 上走息道以行呼吸，贯注心脉以行气血 |
| 营气 | 脾胃运化的水谷精气 | 行于脉中，具有营养作用 |
| 卫气 | | 行于脉外，具有保卫作用 |

**考点　血**

<table>
<tr><td rowspan="4">血的生成</td><td colspan="2">生化之源</td><td>①水谷之精化血。②肾精化血</td></tr>
<tr><td rowspan="3">相关脏腑</td><td>脾胃</td><td>脾胃运化水谷精微所产生的营气和津液是其主要物质基础</td></tr>
<tr><td>心肺</td><td>营气和津液上输心肺，与肺吸入之清气结合，在心气的作用下变成血</td></tr>
<tr><td>肾</td><td>肾藏精，精生髓，髓化生血；肾精充足，肾气充沛，促脾胃运化有助于血生成</td></tr>
<tr><td colspan="3">血的功能</td><td>①濡养作用：营养和滋润全身。②化神作用：是机体精神活动的主要物质基础</td></tr>
</table>

续表

| | | | |
|---|---|---|---|
| 血的运行 | 影响因素 | | ①气的推动、温煦、固摄。②脉道通畅无阻。③血液的质量。④病邪 |
| | 相关脏腑 | 心 | 心气推动血液在脉中运行，为基本动力 |
| | | 肺 | 肺朝百脉，助心行血 |
| | | 肝 | ①肝主疏泄，调畅气机，可行血。②主藏血 |
| | | 脾 | 脾主统血而使血在脉内运行，防止其溢出脉外 |

## 考点　津液

| | | |
|---|---|---|
| 津液的生成 | ①脾胃主运化。②小肠主液。③大肠主津 | |
| 津液的输布 | 肺气 | 宣降以行水 |
| | 脾气 | 输布散津液 |
| | 肾气 | 蒸腾气化水液 |
| | 肝气 | 疏泄促水行 |
| | 三焦 | 决渎利水道 |

续表

| | | |
|---|---|---|
| 津液的排泄 | 以汗液和呼气的形式 | 在脾、肺作用下排出体外 |
| | 以尿液的形式 | 在肾气作用下排出体外 |
| | 以粪便的形式 | 在脾作用下排出体外 |
| 津液的功能 | 滋润濡养 | 滋润皮毛、肌肤、眼、鼻、口腔，濡养内脏、骨髓及脑髓 |
| | 化生血液 | 是组成血液的主要成分，化生血液，滋养、滑利血脉 |
| | 运输代谢废料 | 如汗液、尿液等 |

**考点** 气、血、津液之间的关系

气与血的关系

| 气与血的关系 | | 具体概念或含义 |
|---|---|---|
| 气为血帅 | 气能生血 | 血的生化过程离不开气化 |
| | 气能行血 | 气行则血行，气滞则血瘀 |
| | 气能摄血 | 气对血液具有统摄作用，使之循行于脉中，主要由脾气统血来实现 |
| 血为气母 | 血能养气 | 血足气旺 |
| | 血能载气 | 气随血脱 |

气与津液的关系

| 气与津液的关系 | 具体概念或含义 |
|---|---|
| 气能生津 | 津液的生成必须依赖于气的推动和气化作用 |
| 气能行津 | 津液的运行必须依靠气的推动作用 |
| 气能摄津 | 津液的输布与排泄必须依靠气的固摄与调节作用 |
| 津能载气以养气 | 津液是气的载体，津液的流失也会使气受损伤 |

血与津液的关系

| 血与津液的关系 | 具体概念或含义 |
|---|---|
| 津血同源 | 血和津液都来源于水谷精气，并可相互化生 |

## 第九单元　经络

### 考点　经络系统的组成★

| | | |
|---|---|---|
| 经络系统的组成 | 经脉 | ①正经。②奇经。③经别 |
| | 络脉 | ①别络。②浮络。③孙络 |
| | 连属部分 | ①经筋。②皮部 |

**考点** 十二经脉★

十二经脉的走向规律

| 起始经脉 | 走向 | 相交部位 | 交接经脉 |
| --- | --- | --- | --- |
| 手之三阴经 | 从胸走手 | 手指末端 | 手三阳经 |
| 手之三阳经 | 从手走头 | 头面部 | 足三阳经 |
| 足之三阳经 | 从头走足 | 足趾末端 | 足三阴经 |
| 足之三阴经 | 从足走腹 | 胸腹腔 | 手三阴经 |

十二经脉的交接规律

| 经脉 | 交接部位 |
| --- | --- |
| 相表里的阴经和阳经 | 四肢末端 |
| 同名手足阳经 | 头面部 |
| 异名手足阴经 | 胸部 |

## 考点　十二经脉的分布规律★

<table>
<tr><th>部位</th><th colspan="3">十二经脉分布规律</th></tr>
<tr><td rowspan="6">四肢</td><td rowspan="3">阴经分布于内侧</td><td>太阴在前缘</td><td rowspan="3">注：内踝上八寸以下，厥阴在前，太阴在中，少阴在后</td></tr>
<tr><td>厥阴在中线</td></tr>
<tr><td>少阴在后缘</td></tr>
<tr><td rowspan="3">阳经分布于外侧</td><td colspan="2">太阴在前缘</td></tr>
<tr><td colspan="2">厥阴在中线</td></tr>
<tr><td colspan="2">少阴在后缘</td></tr>
<tr><td rowspan="3">头面</td><td>手、足阳明经</td><td colspan="2">面部、额部</td></tr>
<tr><td>手、足太阳经</td><td colspan="2">面颊、头顶及头后部</td></tr>
<tr><td>手、足少阳经</td><td colspan="2">头侧部</td></tr>
<tr><td rowspan="4">躯干</td><td>手三阳经</td><td colspan="2">肩胛部</td></tr>
<tr><td>手三阴经</td><td colspan="2">从腋下走出</td></tr>
<tr><td>足三阳经</td><td colspan="2">阳明在前、太阳在后、少阳在侧</td></tr>
<tr><td>足三阴经</td><td colspan="2">均行于腹面</td></tr>
</table>

**考点** 十二经脉的表里关系、流注次序★

| | | |
|---|---|---|
| 表里关系 | 足太阳与足少阴为表里 | 手太阳与手少阴为表里 |
| | 足少阳与足厥阴为表里 | 手少阳与手厥阴为表里 |
| | 足阳明与足太阴为表里 | 手阳明与手太阴为表里 |
| 流注次序 | 肺大胃脾心小肠，膀肾胞焦胆肝肺 | |

**考点** 奇经八脉

| 分类 | 基本功能 |
|---|---|
| 任脉 | 总任一身之阴经，称“阴脉之海”；主持妊养胞胎 |
| 督脉 | 总督一身之阳经，称“阳脉之海”，与脑、脊髓、肾有关 |
| 冲脉 | 调节十二经气血，称“十二经脉之海”，又称“血海”，同妇女的月经有关 |
| 带脉 | 约束纵行的诸脉；主司带下 |
| 阴跷脉、阳跷脉 | 濡养眼目，司眼睑开合和下肢运动 |
| 阴维脉、阳维脉 | 阴维脉的功能是“维络诸阴”；阳维脉的功能是“维络诸阳” |

**考点** 经络的生理功能和经络学说的应用

| | |
|---|---|
| 经络生理功能 | ①沟通联络作用。②运输气血作用。③感应传导作用。④调节功能活动作用 |
| 经络学说的应用 | ①阐释病理变化。②指导临床诊断 |

# 第十单元　病因

## 考点　六淫★

| 分类 | 性质特点 | 共同致病特点 |
|---|---|---|
| 风邪 | ①轻扬开泄，易袭阳位。②善行数变。③百病之长。④风性主动 | ①外感性<br>②季节性<br>③地域性<br>④相兼性 |
| 寒邪 | ①寒为阴邪，易伤阳气。②寒性凝滞。③寒主收引 | |
| 暑邪 | ①暑为阳邪，其性炎热。②暑性升散，易扰心神，伤津耗气。③暑多夹湿 | |
| 湿邪 | ①湿为阴邪，易伤阳气。②湿性重浊。③湿性黏滞。④湿性趋下，易袭阴位 | |
| 燥邪 | ①燥性干涩，易伤津液。②燥易伤肺 | |
| 火邪 | ①火为阳邪，其性炎上，易扰心神。③伤津耗气。④生风动血。⑤易致疮疡 | |

## 考点　疠气★

| | |
|---|---|
| 疠气的概念 | 是一类具有强烈传染性的外感致病邪气 |
| 疠气的致病特点 | ①发病急骤，病情较重。②一气一病，症状相似。③传染性强，易于流行 |

## 考点　七情内伤★

| | |
|---|---|
| 七情的概念 | 指喜、怒、忧、思、悲、恐、惊七种情志变化 |
| 七情与脏腑的关系 | 心在志为喜，肝在志为怒，脾在志为思，肺在志为忧，肾在志为恐 |
| 七情内伤致病特点 | 喜则气缓，怒则气上，思则气结，恐则气下，惊则气乱，悲则气消 |

## 考点　饮食失宜、劳逸失度

| | | | |
|---|---|---|---|
| 饮食失宜 | 饮食不节 | ①过饥。②过饱 | |
| | 饮食不洁 | 进食不清洁的食物 | |
| | 饮食偏嗜 | 寒热偏嗜 | |
| | | 五味偏嗜 | ①多食咸，则脉凝泣而变色。②多食苦，则皮槁而毛拔。③多食辛，则筋急而爪枯。④多食酸，则肉胝皱而唇揭。⑤多食甘，则骨痛而发落 |
| 劳逸失度 | 过劳 | ①劳力过度。②劳神过度。③房劳过度 | |
| | 过逸 | ①安逸少动，气机不畅；久卧伤气。②阳气不振，正气虚弱。③长期用脑过少，神气衰弱 | |

**考点　痰饮**

<table>
<tr><td>痰饮的概念</td><td colspan="3">痰饮是水液代谢的局部或全身障碍所形成的病理产物</td></tr>
<tr><td rowspan="11">痰饮的致病特点</td><td>病机特点</td><td colspan="2">①阻滞气机运行。②影响水液代谢的进行。③易于蒙蔽心神。④致病广泛，变幻多端。⑤病程长</td></tr>
<tr><td rowspan="10">病证特点</td><td rowspan="6">痰证</td><td>痰滞在肺，见喘咳咯痰</td></tr>
<tr><td>痰阻于心，心主血脉不利，胸闷心悸</td></tr>
<tr><td>痰迷心窍，神昏，痴呆</td></tr>
<tr><td>痰火扰心，发为癫狂</td></tr>
<tr><td>痰停于胃，见恶心呕吐等症</td></tr>
<tr><td>痰留经络筋骨，见肢体麻木等</td></tr>
<tr><td rowspan="4">饮证</td><td>悬饮：饮留胸胁</td></tr>
<tr><td>支饮：饮在胸膈</td></tr>
<tr><td>痰饮：饮留肠间</td></tr>
<tr><td>溢饮：饮溢肌肤</td></tr>
</table>

**考点　瘀血、结石**

| | | |
|---|---|---|
| 瘀血 | 概念 | 因血运不畅，阻滞于经脉、脏腑及其他部位，包括离经之血积存于体内 |
| | 形成原因 | ①气虚、气滞、血寒、血热。②内外伤 |
| | 病证共同特点 | ①疼痛：多为刺痛，痛处固定不移，拒按，夜间痛甚。②肿块：外伤肌肤局部，可见青紫肿胀；积于体内，久聚不散，形成癥积，按之有痞块，固定不移。③出血：其血色多呈紫暗色，并伴有血块 |
| 结石 | 概念 | 砂石样病理产物 |
| | 致病特点 | ①多发于肝、肾、胆、胃、膀胱等脏腑。②病程较长，病情轻重不一。③阻滞气机，损伤脉络 |

# 第十一单元　发病

**考点　发病的基本原理**

| | | |
|---|---|---|
| 概念 | 正气的防御作用 | ①抵御外邪。②祛邪外出。③修复调节。④维持脏腑经络机能的协调 |
| | 邪气的损害作用 | ①生理机能失常。②脏腑组织的形质损害。③改变体质状态 |
| 发病 | 内在因素 | 正气不足 |
| | 重要条件 | 邪气 |

**考点　影响发病的主要因素**

| 主要因素 | 内容 |
|---|---|
| 环境 | ①气候因素。②地域因素。③生活工作环境。④社会环境 |
| 体质 | 体质决定对某种病邪的易感性与倾向性 |
| 精神状态 | 精神状态能影响内环境的协调平衡 |

**考点　发病类型**

| 类型 | 概念 | 多见于 |
|---|---|---|
| 感邪即发 | 感邪后立即发病、发病迅速 | |
| 徐发 | 感邪后缓慢发病 | |
| 伏而后发 | 感受邪气后，病邪在机体内潜伏一段时间，或在诱因的作用下过时发病 | 外感性疾病及某些外伤 |
| 继发 | 在原发疾病的基础上，继而发生新的疾病 | 肝阳上亢所致的中风等 |
| 合病 | 两经或两个部位以上同时受邪所出现的病证 | 感邪较盛，正气相对不足 |
| 并病 | 指感邪后某一部位的证候未了，又出现另一部位的病证 | 病位传变之中 |
| 复发 | 疾病的缓解阶段，在某些诱因的作用下，引起疾病再度发作或反复发作 | 慢性病变宿根未除，复感新邪等 |

## 第十二单元　病机

### 考点　邪正盛衰与虚实变化、疾病转归

| | | |
|---|---|---|
| 虚实变化 | 虚实错杂 | ①虚中夹实，如脾虚湿滞。②实中夹虚，如邪热炽盛兼津液损伤 |
| | 虚实真假 | ①真实假虚，又称“大实有羸状”。②真虚假实，又称“至虚有盛候” |
| 疾病转归 | 由实转虚、因虚致实和虚实夹杂等 | |

### 考点　阴阳失调

| 分类 | | 病机特点或概念 |
|---|---|---|
| 阴阳偏盛 | 阴偏盛 | 阴盛则寒，阴胜则阳病 |
| | 阳偏盛 | 阳盛则热，阳胜则阴病 |
| 阴阳偏衰 | 阴偏衰，即阴虚 | 阴气不足，阴不制阳，阳气相对亢盛的虚热证 |
| | 阳偏衰，即阳虚 | 阳气不足，阳不制阴，阴气相对偏亢的虚寒证 |
| 阴阳互损 | 阴损及阳 | 阴虚为主的阴阳两虚状态 |
| | 阳损及阴 | 阳虚为主的阴阳两虚状态 |

续表

| 分类 | | 病机特点或概念 |
|---|---|---|
| 阴阳格拒 | 阴盛格阳 | 表现为真寒假热证 |
| | 阳盛格阴 | 表现为真热假寒证 |
| 阴阳亡失 | 亡阴 | 阴液大量耗损，阴精亏竭，滋养濡润功能丧失的危重证候 |
| | 亡阳 | 体内阳气极度衰微而表现出阳气欲脱的危重证候 |

## 考点 气血失常

| 类型 | 分类 | 内容 |
|---|---|---|
| 气的失常 | 气不足 | 气虚 |
| | 气行失常 | 气滞、气逆、气陷、气闭和气脱等 |
| 血的失常 | 血不足 | 血虚 |
| | 出血 | 血液不循常道，流出脉外的病变 |
| | 血瘀 | 是指血液的循行迟缓和不流畅的病理状态 |

续表

| 类型 | 分类 | 内容 |
| --- | --- | --- |
| 气血关系失调 | 气滞血瘀 | 气的运行郁滞不畅，以致血液循行障碍，继而出现血瘀 |
| | 气不摄血 | 气虚不足，统摄血液循行的功能减退，血不循经，溢出脉外 |
| | 气随血脱 | 大量出血的同时或过后，气随血液的流失而脱散 |
| | 气血两虚 | 气虚机能衰退与血虚组织器官失养同时存在 |
| | 气血失和，不荣经脉 | 气血之间相互为用的功能失于和调，影响经脉、筋肉和肌肤的濡养 |

**考点** 津液代谢失常

| 分类 | 原因 |
| --- | --- |
| 津液不足 | 大汗，出血，吐泻，多尿，燥热 |
| 输布排泄障碍 | 湿浊困阻，痰饮凝聚，水液潴留 |
| 津液气血失调 | 水停气阻，气随津脱，津枯血燥，津亏血瘀 |

**考点　内生"五邪"**

| 分类 | 含义 |
| --- | --- |
| 风气内动 | 热极生风，肝阳化风，阴虚风动，血虚生风，血燥生风 |
| 寒从中生 | ①阳气虚衰，虚寒内生。②阳虚阴盛，阴寒之邪弥漫的病理状态 |
| 湿浊内生 | 脾虚生湿 |
| 津伤化燥 | 津液不足，人体各组织器官和孔窍失其濡润，出现干燥枯竭的病理状态 |
| 火热内生 | ①阳气过盛化火。②邪郁化火。③五志过极化火。④阴虚火旺 |

# 第十三单元　防治原则

**考点　治则★**

| 分类 | | 应用 |
| --- | --- | --- |
| 正治（逆治） | 寒者热之 | 热证 |
| 反治（从治） | 热因热用 | 阴盛格阳的真寒假热证 |
| | 寒因寒用 | 阳盛格阴的真热假寒证 |
| | 塞因塞用 | 用补益药物治疗有闭塞不通症状的虚证，即真虚假实证 |

续表

| 分类 | | 应用 |
|---|---|---|
| 反治（从治） | 通因通用 | 用通利药物治疗有通泻症状的实证，即真实假虚证 |
| 治标 | 急则治标 | 如鼓胀，先治腹水，后治肝病 |
| 治本 | 缓则治本 | 如肺痨肺肾阴虚证，滋补肺肾之阴 |
| 标本兼治 | 标本并重或均不太急 | 如气虚感冒 |
| 扶正 | 使用扶正的药物，以提高抗病能力 | 虚证 |
| 祛邪 | 祛除体内的邪气，达到邪去正复的目的 | 实证 |
| 调整阴阳 | “壮水之主，以制阳光” | 虚热证 |
| | “益火之源，以消阴翳” | 虚寒证 |
| 调补气血 | “余者泻之，不足补之” | 气虚则补气等 |
| 三因制宜 | 因时制宜 | 用寒远寒，用凉远凉 |
| | 因地制宜 | 西北地区寒燥，感邪风寒多，辛温解表药多见 |
| | 因人制宜 | 少年慎补，老年慎泻 |

# 第二章 中医诊断学

## 第一单元 绪论

### 考点 中医诊断疾病的基本原则

| | | |
|---|---|---|
| 基本原则 | 整体审察 | 整体与局部统一审察 |
| | 诊法合参 | 望、闻、问、切四诊并重，诸法参用 |
| | 病证结合 | 辨病与辨证结合，全面认识疾病的本质 |

## 第二单元 问诊

### 考点 问寒热

| 分类 | 临床表现 | 临床意义 |
|---|---|---|
| 恶寒发热 | 恶寒重，发热轻 | 风寒表证 |
| | 发热重，恶寒轻 | 风热表证 |
| | 发热轻，恶风 | 伤风表证 |

续表

| 分类 | | 临床表现 | 临床意义 |
|---|---|---|---|
| 但寒不热 | 新病恶寒 | 脘腹冷痛，呕吐泄泻，咳喘痰鸣，脉沉紧 | 里实寒证 |
| | 久病畏寒 | 肢凉怕冷，得温可缓，脉弱 | 里虚寒证 |
| 但热不寒 | 壮热 | 持续高热，体温在39℃以上，不恶寒反恶热 | 里实热证 |
| | 潮热 | 日晡潮热 | 阳明气盛，有实热 |
| | | 午后潮热，身热不扬 | 湿温潮热 |
| | | 午后或夜间潮热 | 阴虚潮热 |
| | 微热 | 发热不高，体温一般在38℃以下，或仅自觉发热 | 气虚、阴虚、气郁证 |
| 寒热往来 | 无定时 | 时冷时热，无时间规律 | 少阳病 |
| | 有定时 | 恶寒发热交替发作，发有定时 | 疟疾 |

**考点** 问汗★

| 特殊汗出类型 | 临床表现 | 临床意义 |
|---|---|---|
| 自汗 | 醒时时常出汗，活动尤甚 | 气虚证、阳虚证 |
| 盗汗 | 睡时汗出，醒则汗止，兼潮热、颧红 | 阴虚证 |

续表

| 特殊汗出类型 | | 临床表现 | 临床意义 |
|---|---|---|---|
| 绝汗 | 亡阳之汗 | 冷汗淋漓如水 | 阳气亡脱，津随气泄 |
| | 亡阴之汗 | 汗出黏如油，伴躁扰烦渴 | 内热逼涸竭之阴津外泄 |
| 战汗 | | 先恶寒战栗而后汗出 | 疾病发展的转折点 |

## 考点 问疼痛★

### 问疼痛性质

| 疼痛性质 | 特点 | 临床意义 |
|---|---|---|
| 冷痛 | 痛有冷感而喜暖 | 寒邪阻络，阳气不足 |
| 灼痛 | 痛有灼热感而喜凉 | 阳热炽盛，阴虚火旺 |
| 走窜痛 | 疼痛部位游走不定 | 气滞，风胜行痹证 |
| 固定痛 | 疼痛部位固定不移 | 寒湿，湿热阻滞，热壅血瘀，血瘀证 |
| 胀痛 | 痛而且胀 | 肝阳上亢，肝火上炎 |
| 刺痛 | 痛如针刺 | 血瘀证 |
| 重痛 | 痛有沉重感 | 肝阳上亢，气血上壅 |
| 酸痛 | 痛而有酸软感 | 湿证，肾虚；剧烈运动后肌肉疲劳 |

续表

| 疼痛性质 | 特点 | 临床意义 |
|---|---|---|
| 绞痛 | 痛势剧烈如刀绞 | 有形实邪闭阻气机，寒邪凝滞气机 |
| 空痛 | 痛有空虚感 | 气血精髓亏虚，脏腑经络失养 |
| 隐痛 | 痛不剧烈，绵绵不休 | 精血亏损，阳气不足，脏腑经络失养 |
| 掣痛 | 抽掣牵扯而痛 | 血虚筋脉失养，或寒凝经脉阻滞 |

问头痛部位

| 临床表现 | 临床意义 |
|---|---|
| 前额部连眉棱骨痛 | 阳明头痛 |
| 头部两侧疼痛 | 少阳头痛 |
| 后头部连项痛 | 太阳头痛 |
| 颠顶痛 | 厥阴头痛 |

问胸痛、胁痛、胃脘痛、腹痛

| 部位 | 临床表现 | 病变部位 |
| --- | --- | --- |
| 胸痛 | “虚里”部位作痛，或心痛彻背，掣及左肩、左臂 | 心 |
| | 胸膺作痛，伴咳嗽 | 肺 |
| 胁痛 | 胁的一侧或两侧疼痛 | 肝，胆 |
| 胃脘痛 | 上腹部、剑突下、胃所在部位疼痛 | 胃 |
| 腹痛 | 脐周围部位疼痛 | 小肠，脾 |
| | 脐下正中部位至耻骨毛际以上的部位疼痛 | 肾，大肠，小肠，膀胱，女子胞 |
| | 小腹两侧部位疼痛 | 肝，大肠 |

**考点** 问头身胸腹

问头晕

| 临床表现 | 临床意义 |
| --- | --- |
| 头晕而胀，口苦易怒，舌红，脉弦数 | 肝火上炎 |
| 头晕胀痛，头重脚轻，舌红少苔 | 肝阳上亢 |

续表

| 临床表现 | 临床意义 |
| --- | --- |
| 头晕面白，神疲体倦，舌淡，脉细 | 气血亏虚，肾精不足 |
| 头晕且重，如物裹缠，痰多，苔腻 | 痰湿内阻 |
| 外伤后头晕刺痛 | 瘀血阻滞 |

**考点　问耳目**

| 问耳目 | | 临床表现 | 临床意义 |
| --- | --- | --- | --- |
| 问耳 | 耳鸣 | 突发耳鸣，声大如雷，或如蛙叫，或如潮声等 | 肝胆火盛，痰火壅结，气血瘀阻，风邪上袭及药毒损伤 |
| | | 渐觉耳鸣，声音细小，如闻蝉鸣，按之鸣声减轻或暂止 | 肾精亏虚，肝肾阴血亏虚，脾气亏虚 |
| | 耳聋 | 新病耳暴聋，如棉塞耳 | 外邪，肝胆之火循经上扰 |
| | | 久病耳渐聋 | 精气虚衰，清窍失充 |
| 问目 | 目眩 | 目眩，兼面赤、头胀、头痛、头重等 | 风火上扰，痰湿上蒙，肝火上炎 |
| | | 目眩，伴神疲、气短或头晕、耳鸣等 | 中气下陷，肝肾不足 |

## 考点　问睡眠

| 问睡眠 | 临床表现 | 临床意义 |
|---|---|---|
| 失眠 | 失眠，伴心悸心烦、腰酸耳鸣 | 阴虚火旺 |
| | 失眠，伴多梦易醒、心悸、神疲、食少 | 心脾两虚 |
| | 失眠，伴多梦易惊、胆怯心悸 | 心虚胆怯 |
| | 失眠，伴心烦、口干、舌燥 | 心火炽盛 |
| | 失眠，伴急躁易怒、头胀头晕 | 肝郁化火 |
| | 失眠，伴胸闷心烦、泛恶嗳气 | 痰热内扰 |
| | 失眠，伴嗳腐吞酸、脘腹胀满 | 食滞胃脘 |
| 嗜睡 | 不论昼夜，精神疲倦，睡意很浓，经常不自主地入睡 | 阳虚阴盛，痰湿内盛 |
| | 困倦嗜睡，伴头目昏沉、脘痞肢重 | 痰湿困脾 |
| | 饭后困倦嗜睡，伴纳呆腹胀、少气懒言 | 脾虚失运 |

**考点** 问饮食与口味

问口渴与饮水

| 问口渴与饮水 | 临床表现 | 临床意义 |
| --- | --- | --- |
| 口渴多饮 | 大渴喜冷饮，兼**壮热、大汗出** | 里热证 |
| | 口渴多饮，伴多尿、多食易饥、体渐消瘦 | 消渴病 |
| | 口渴咽干，夜间尤甚，伴颧红盗汗、五心烦热 | 阴虚火旺证 |
| 渴不多饮 | 口渴而不多饮，伴身热不扬、身重脘闷、苔黄腻 | 湿热证 |
| | 口渴饮水不多，伴身热夜甚、心烦不寐、舌红绛 | 热入营血证 |
| | 口渴喜热饮，饮水不多，或水入即吐 | 痰饮内停证 |
| | 口干，但欲漱水不欲咽，兼舌紫暗或有紫斑 | 瘀血内阻证 |

**问口味★**

| 分类 | 临床意义 |
| --- | --- |
| 口淡 | **脾胃虚弱，寒湿困脾证** |
| 口甜 | **脾胃湿热证** |

续表

| 分类 | 临床意义 |
| --- | --- |
| 口黏腻 | 湿证，痰饮证和食滞胃肠证 |
| 口酸 | 食滞胃肠证，肝胃不和证 |
| 口涩 | 燥证、热证 |
| 口苦 | 热证 |
| 口咸 | 肾虚及寒证 |

**考点　问二便**

问大便

| 问大便 | | 临床表现 | 临床意义 |
| --- | --- | --- | --- |
| 便次 | 便秘 | 便秘，兼见腹胀满拒按、壮热、舌红 | 肠热腑实证 |
| | | 便干，兼咽干、少苔 | 阴虚证 |
| | | 便秘，兼畏寒喜热 | 阳虚寒凝证 |
| | | 有便意，临厕努挣难出，或大便难解，便后乏力 | 脾肺气虚证 |

续表

| 问大便 | | 临床表现 | 临床意义 |
|---|---|---|---|
| 便次 | 泄泻 | 腹痛泄泻，泻后痛减，便臭如败卵，兼嗳腐酸臭 | 伤食证 |
| | | 泻下急迫，泻而不爽，色黄糜秽臭，伴肛门灼热 | **大肠湿热证** |
| | | 腹痛作泄，泻后痛减，与情志有关 | 肝郁脾虚证 |
| | | 五更腹痛泄泻，泻后则安 | 脾肾阳虚证 |
| | | 便溏，兼纳少、腹胀 | 脾气虚证 |
| 便质 | 完谷不化（便中夹有未消化食物） | | **食积，脾虚，肾虚泄泻** |
| | 溏结不调（时干时稀） | | 肝郁乘脾，肝脾不调 |
| | 脓血便（大便中含有脓血黏液） | | 肠道湿热 |
| | 便血 | 近血 | 热证，实证居多 |
| | | 远血 | 虚证居多 |
| 排便感 | 肛门灼热 | | 大肠湿热 |
| | 里急后重 | | 湿热内阻，肠道气滞 |
| | 肛门气坠 | | 脾虚气陷 |

问小便

<table>
<tr><th colspan="2">问小便</th><th>临床表现</th><th>临床意义</th></tr>
<tr><td rowspan="4">尿次</td><td rowspan="2">频数</td><td>小便频数，短赤急迫</td><td>湿热蕴结膀胱</td></tr>
<tr><td>小便频数，量多色清，夜间明显</td><td>肾阳不足，肾气不固，膀胱失约</td></tr>
<tr><td rowspan="2">癃闭</td><td>小便不畅，点滴而出者为癃</td><td rowspan="2">①肾阳气虚，气化不利所致者，属虚证。②湿热下注，瘀血、结石、败精阻滞所致者，属实证</td></tr>
<tr><td>小便不通，点滴不出者为闭</td></tr>
<tr><td rowspan="4">尿量</td><td rowspan="2">增多</td><td>小便清长、量多</td><td>虚证，寒证</td></tr>
<tr><td>口渴、多饮、多尿</td><td>消渴病</td></tr>
<tr><td rowspan="2">减少</td><td>小便短赤</td><td>实热证</td></tr>
<tr><td>尿少浮肿</td><td>虚证或虚实夹杂证</td></tr>
<tr><td colspan="2" rowspan="4">排尿感</td><td>尿道涩痛</td><td>湿热下注所致的淋证</td></tr>
<tr><td>余沥不尽</td><td>肾气虚弱</td></tr>
<tr><td>小便失禁</td><td>肾气不固</td></tr>
<tr><td>遗尿</td><td>肾气不固</td></tr>
</table>

# 第三单元　望诊

## 考点　望神

<table>
<tr><th colspan="2" rowspan="2">分类</th><th colspan="6">临床表现</th><th rowspan="2">临床意义</th></tr>
<tr><th>神志</th><th>面色</th><th>两目</th><th>动作</th><th>呼吸</th><th>肌肉</th></tr>
<tr><td colspan="2">得神</td><td>清楚</td><td>荣润</td><td>明亮</td><td>灵活</td><td>平稳</td><td>不削</td><td>正气充足，精气充盛（健康）；正气未伤，精气未衰（病轻）</td></tr>
<tr><td rowspan="2">失神</td><td>精亏神衰</td><td>不清</td><td>无华</td><td>晦暗</td><td>艰难</td><td>微弱</td><td>消瘦</td><td>精气大伤，常见于慢性久病者</td></tr>
<tr><td>邪盛神乱</td><td colspan="6">神昏谵语，循衣摸床，撮空理线，猝然昏倒，两手握固，牙关紧闭</td><td>急重患者</td></tr>
<tr><td colspan="2">假神</td><td colspan="6">本已神昏或精神极度萎靡，突然精神转佳，目光转亮，言语不休，想见亲人，欲进饮食，两颧泛红如妆</td><td>脏腑精气极度衰竭，阴阳即将离决，属病危</td></tr>
</table>

**考点　望面色**

五色主病的临床表现及其意义（一）

| 五色 | 所主病证 | 临床表现 | 临床意义 |
|---|---|---|---|
| 赤色 | 热证，戴阳证 | 满面通红 | 实热证 |
| | | 午后两颧潮红 | 虚热证 |
| | | 久病面色苍白，颧部泛红如妆，游移不定 | 戴阳证 |
| 白色 | 虚证，寒证，失血 | 淡白无华，唇舌色淡 | 血虚证，失血证 |
| | | 面色㿠白 | 阳虚证 |
| | | 面色㿠白而虚浮 | 阳虚水泛 |
| | | 面色苍白 | 阳气暴脱，气血暴脱，阴寒内盛 |
| 黄色 | 脾虚，湿证 | 萎黄（面色淡黄、枯槁无光） | 脾胃气虚 |
| | | 黄胖（面黄而浮肿） | 脾虚湿蕴 |
| | | 阳黄（鲜明如橘皮色） | 湿热证 |
| | | 阴黄（晦暗如烟熏） | 寒湿证 |

五色主病的临床表现及其意义（二）

| 五色 | 所主病证 | 临床表现 | 临床意义 |
|---|---|---|---|
| 青色 | **寒证，血瘀，痛证，惊风** | 面色淡青、青黑，伴剧烈疼痛 | 寒证 |
| | | 面色青灰，口唇青紫 | 心脉瘀阻证 |
| | | 小儿高热，眉间、鼻柱、唇周色青 | 惊风先兆 |
| 黑色 | 肾虚，寒证，水饮，瘀血，剧痛 | **面黑暗淡** | **肾阳虚** |
| | | 面黑干焦 | 肾阴虚 |
| | | 面色黧黑，肌肤甲错 | 瘀血 |
| | | 眼眶周围发黑 | 肾虚水饮，寒湿带下 |

**考点　望形态**

| 望形态 | | 临床表现 | 临床意义 |
|---|---|---|---|
| **望形体** | 体强 | 骨骼粗大，胸廓宽厚，肌肉充实，皮肤润泽 | 体魄强壮，抗病力强 |
| | 体弱 | 骨骼细小，胸廓狭窄，肌肉瘦削，皮肤干枯 | 体质虚衰，抗病力弱 |
| | 肥胖 | 胖而能食，肌肉坚实 | 身体健康 |
| | | 肥而食少，肉松皮缓 | 脾虚湿盛证 |

续表

| 望形态 | | 临床表现 | 临床意义 |
|---|---|---|---|
| 望姿态 | 动静姿态 | 喜动 | 多属阳证、热证、实证 |
| | | 喜静 | 多属阴证、寒证、虚证 |
| | 体位变化 | 坐而仰首，胸胀气粗 | 肺实气逆证 |
| | | 坐而喜俯，少气懒言 | 肺虚体弱 |
| | | 卧时面常向外，仰面躁动，身轻易转，揭去衣被 | 阳证，实证，热证 |
| | | 卧时面常向内，蜷缩静卧，身重难转，喜加衣被 | 阴证，寒证，虚证 |
| | 异常动作 | 抽搐 | 热极生风，肝风内动证 |
| | | 颤动 | 动风先兆或虚风内动证 |
| | | 偏瘫 | 中风 |
| | | 痿软 | 痿证 |
| | | 强直 | 痹证 |

**考点** 望头面五官

望头面

| 分类 | | 临床表现 | 临床意义 |
| --- | --- | --- | --- |
| 望头形 | 头大 | 小儿头颅均匀增大，颅缝裂开，面部较小 | 先天不足，肾精亏损，水液停聚于脑 |
| | 头小 | 小儿头颅狭小，头顶尖圆，颅缝早合，智力低下 | 肾精不足，颅骨发育不良 |
| | 方形 | 小儿前额左右突出，头顶平坦，颅呈方形 | 先天不足，后天失养，颅骨发育不良所致 |
| 望囟门 | 囟填 | 囟门突起 | 温病火邪上攻，脑髓有病，颅内水液停聚 |
| | 囟陷 | 囟门凹陷 | 吐泻伤津，气血不足，先天精气亏虚，脑髓失充 |
| | 解颅 | 囟门迟闭 | 佝偻病 |

续表

| 分类 | | 临床表现 | 临床意义 |
|---|---|---|---|
| 望头发 | 发黄 | 发黄稀疏而细，干枯，缺乏光泽，易折易落 | 精血不足证 |
| | | 小儿发结如穗，枯黄无泽 | 疳积 |
| | 发白 | 发白，伴耳鸣、腰膝酸软 | 肾精亏损 |
| | | 发白，伴失眠健忘 | 劳神伤血 |
| | 脱发 | 青年头发稀疏易落，兼眩晕健忘、腰膝酸软 | 肾虚早衰 |
| | | 脱发伴有头皮发痒、多屑、多脂 | 血热化燥 |
| | | 头发突然片状脱落，显露圆形或椭圆形光亮头皮 | 血虚受风 |

**目的脏腑分属★**

| 目的内容物 | 黑睛 | 两眦 | 眼睑 | 白睛 | 瞳仁 |
|---|---|---|---|---|---|
| 五轮分属 | 风轮 | 血轮 | 肉轮 | 气轮 | 水轮 |
| 脏腑分属 | 肝脏 | 心脏 | 脾脏 | 肺脏 | 肾脏 |

### 望目形

| 分类 | 临床表现 | 临床意义 |
|---|---|---|
| **目胞浮肿** | **目肿** | 脾湿不运，水湿内停 |
| 眼窝凹陷 | 眼窝下陷 | 津伤液脱或气血不足 |
| 眼球突出 | 眼球突出，兼喘咳上气者 | 痰浊阻肺，肺气不宣，呼吸不利 |
| | 眼球突出，兼颈前肿块，急躁易怒 | 肝郁化火，痰气郁结 |
| 针眼 | **睑缘肿起结节如麦粒，红肿较轻** | 风热邪毒或脾胃蕴热上攻于目 |
| 眼丹 | **胞睑漫肿，红肿较重** | |

### 望目态

| 分类 | 临床表现 | 临床意义 |
|---|---|---|
| 瞳孔 | 瞳孔缩小 | 肝胆火炽，虚火上扰，有机磷农药中毒等 |
| | 瞳孔散大 | 眼部疾病，杏仁中毒 |
| **目睛凝视** | 固定上视（戴眼反折） | 肝风内动 |
| | 固定前视（瞪目直视） | |
| | 固定侧视（横目斜视） | |

续表

| 分类 | 临床表现 | 临床意义 |
| --- | --- | --- |
| 睡眠露睛 | 睡后胞睑未闭，睛珠外露 | 脾气虚衰，吐泻伤津，慢脾风 |
| 胞睑下垂 | 双睑下垂 | 先天不足，脾肾亏虚 |
| | 单睑下垂 | 脾气虚衰，外伤 |

望齿龈

| 望齿龈 | 分类 | 临床表现 | 临床意义 |
| --- | --- | --- | --- |
| 望牙齿 | 色泽 | 牙齿干燥 | 胃阴已伤 |
| | | 齿燥如石 | 胃肠热极，津液大伤 |
| | | 燥如枯骨 | 肾阴枯竭，精不上荣 |
| | | 枯黄脱落 | 多为骨绝 |
| | | 齿焦有垢 | 胃肾热盛，气液未竭 |
| | | 齿焦无垢 | 胃肾热甚，气液已竭 |

续表

<table>
<tr><th>望齿龈</th><th>分类</th><th colspan="2">临床表现</th><th>临床意义</th></tr>
<tr><td rowspan="4">望牙齿</td><td rowspan="4">动态</td><td colspan="2">稀疏松动，齿根外露</td><td>肾虚，虚火上炎</td></tr>
<tr><td colspan="2">咬紧牙关难开</td><td>风痰阻络，热盛动风</td></tr>
<tr><td colspan="2">咬牙龂齿</td><td>热盛动风</td></tr>
<tr><td colspan="2">睡中龂齿</td><td>胃热，虫积，常人</td></tr>
<tr><td rowspan="9">望牙龈</td><td rowspan="2">色泽</td><td colspan="2">牙龈淡白</td><td>气虚，失血</td></tr>
<tr><td colspan="2">牙龈红肿</td><td>胃火亢盛</td></tr>
<tr><td rowspan="7">形态</td><td rowspan="2">牙龈肿胀</td><td>牙龈红肿</td><td>胃火上炎</td></tr>
<tr><td>牙龈肿胀不红</td><td>虚火，湿证</td></tr>
<tr><td>牙龈干瘪</td><td>龈肉萎缩，牙根暴露，牙齿松动</td><td>胃阴不足，肾虚火旺</td></tr>
<tr><td rowspan="2">牙缝出血</td><td>牙龈红肿热痛而出血</td><td>胃火上炎，心肝火盛</td></tr>
<tr><td>牙龈不痛不红微肿而出血</td><td>脾不统血，肾火伤络</td></tr>
<tr><td>齿龈溃烂</td><td>牙龈红肿溃烂，流腐臭血水，甚则唇腐齿落</td><td>外感疫疠之气，毒火上燔</td></tr>
</table>

## 考点　望咽喉

| 望咽喉 | 临床表现 | | 临床意义 |
|---|---|---|---|
| 色泽 | 咽部深红，肿痛明显 | | 肺胃热毒上攻咽喉 |
| | 咽部嫩红，肿痛不显 | | **肾阴亏虚，虚火上炎** |
| | 咽部淡红微肿，或漫肿 | | **痰湿凝聚** |
| 形态 | 红肿 | 乳蛾（一侧或两侧咽喉红肿肥大，形如乳头或乳蛾，表面或有脓点，咽痛不适） | 肺胃热毒证 |
| | 成脓 | 咽部肿痛，肿势高突，色深红，周围红晕紧束，发热不退 | 已成脓 |
| | | 肿势散漫，无明显界限，疼痛不甚 | 未成脓 |
| | 溃烂 | 咽部溃烂，周围红肿 | 实证，热证 |
| | | 溃烂成片或洼陷 | 肺胃火毒壅盛 |
| | | 咽部溃腐日久，周围淡红，或苍白 | 虚证 |
| | 伪膜 | 伪膜松厚，容易拭去 | 肺胃热浊之邪上壅于咽 |
| | | 白喉（伪膜坚韧，不易拭去，重剥出血，很快复生） | 肺胃热毒伤阴 |

**考点　望皮肤**

望斑疹

| 望斑疹 | 临床表现 | 临床意义 |
| --- | --- | --- |
| 斑 | 斑色红紫，形似锦纹，兼身热烦躁、舌红苔黄、脉数 | 外感温热邪毒 |
|  | 斑色青紫，稀少隐现，兼面色淡白无华、肢凉脉虚 | 脾气虚弱，阳衰寒凝 |
| 疹 | 麻疹（皮肤出现红色或紫红色粟粒状疹点，高出皮肤，抚之碍手，压之褪色） | 外感风热实邪 |
|  | 风疹（疹色淡红，细小稀疏，皮肤瘙痒，症状轻微） | 外感风邪 |
|  | 瘾疹（突然出现淡红或淡白色丘疹，形状不一，皮肤瘙痒，搔之融合成片，出没迅速） | 外感风邪，过敏 |

望疮疡

| 分类 | 临床表现 | 临床意义 |
| --- | --- | --- |
| 痈 | 患部红肿高大，根盘紧束，焮热疼痛，形成脓疡 | 湿热火毒蕴结，气滞血瘀 |
| 疽 | 漫肿无头，皮色不变或晦暗，局部麻木，不热少痛 | 气血亏虚，阴寒凝滞 |
| 疔 | 患部形小如粟，根深如钉，漫肿灼热，麻木痒痛 | 竹木刺伤，外感风热火毒，疫毒 |
| 疖 | 患部形小而圆，红肿热痛不甚，根浅，出脓即愈 | 外感热毒，湿热蕴结 |

## 考点　望排泄物与分泌物

### 望痰

| 分类 | | 临床表现 | 临床意义 |
|---|---|---|---|
| 白痰 | 寒痰 | 痰白清稀，量多 | 寒邪客肺，津凝成痰；脾阳不足，湿聚为痰 |
| | 湿痰 | 痰白滑，量多，易于咳出 | 湿聚成痰 |
| | 燥痰 | 痰白质黏，量少，难于咳出 | 燥邪伤肺，阴虚肺燥 |
| 黄痰 | 热痰 | 痰黄黏稠有块 | 邪热犯肺，煎津为痰 |
| 痰中带血 | | 痰中带有血丝或鲜血，或有血块 | 阴虚火旺，热邪灼伤肺络 |

### 望涕

| 分类 | 临床表现 | 临床意义 |
|---|---|---|
| 清涕 | 新病鼻塞流清涕 | 外感风寒 |
| | 鼻鼽（阵发性清涕，量多如注，伴喷嚏频作） | 风寒束肺 |
| 浊涕 | 新病鼻流浊涕 | 外感风热 |
| | 鼻渊（久流浊涕，质稠量多，气腥臭） | 湿热蕴滞 |

**考点** 望小儿指纹

| 要点 | 临床表现 | 临床意义 |
| --- | --- | --- |
| 三关测轻重 | 食指络脉达于风关 | 邪气入络，邪浅病轻 |
| | 食指络脉达于气关 | 邪气入经，邪深病重 |
| | 食指络脉显于命关 | 邪入脏腑，病情严重 |
| | 食指络脉直达指甲端（透关射甲） | 病情凶险，预后不良 |
| 浮沉分表里 | 食指络脉浮而显露 | 病邪在表，外感表证 |
| | 食指络脉沉隐不显 | 病邪在里，内伤里证 |
| 红紫辨寒热 | 食指络脉色鲜红 | 外感表证，寒证 |
| | 食指络脉色紫红 | 里热证 |
| | 食指络脉色青 | 痛证，惊风证 |
| | 食指络脉淡白 | 脾虚，疳积 |
| 淡滞定虚实 | 食指络脉浅淡而纤细 | 虚证 |
| | 食指络脉浓滞而增粗 | 实证 |

# 第四单元　望舌

## 考点　舌诊原理

### 舌与脏腑的关系

| 舌的部位 | 与脏腑的关系 |
|---|---|
| 舌尖 | 反映上焦心肺的病变 |
| 舌中 | 反映中焦脾胃的病变 |
| 舌根 | 反映下焦肾的病变 |
| 舌两侧 | 反映肝胆的病变 |

## 考点　望舌质

### 望舌色

| 分类 | 主证 | 临床表现 | 临床意义 |
|---|---|---|---|
| 淡白舌 | 气血两虚，阳虚证 | 淡白舌，舌体胖嫩，舌边有齿痕 | 阳虚水泛 |
| | | 淡白舌，舌体瘦薄 | 气血两虚 |

续表

| 分类 | 主证 | 临床表现 | 临床意义 |
| --- | --- | --- | --- |
| 红舌 | 热证 | 舌色稍红，或仅见舌边尖略红 | 外感表热初起 |
| | | 红舌，兼有芒刺或黄苔 | 实热证 |
| | | 舌尖红 | 心火上炎 |
| | | 舌两边红 | 肝经有热 |
| | | 红舌而少苔，舌体小，或有裂纹 | 虚热证 |
| 绛舌 | 里热亢盛，阴虚火旺证 | 舌绛有苔 | 温热病热入营血，或脏腑内热炽盛 |
| | | 舌绛少苔、无苔，或有裂纹 | 阴虚火旺，或热病后期阴液耗损 |
| 青紫舌 | 血气瘀滞 | 全舌青紫 | 全身性血行瘀滞 |
| | | 舌上局部有青紫斑点 | 瘀血阻滞于某部位，或局部血络损伤 |
| | | 舌淡而青紫，舌苔湿润 | 阳虚阴盛 |
| | | 舌红绛泛青紫色，苔少而干 | 热毒炽盛，灼耗营血，气血壅滞 |
| | | 舌色紫暗，或舌上有瘀斑、瘀点 | 血瘀证 |

望舌形

| 分类 | 主证 | 临床表现 | 临床意义 |
|---|---|---|---|
| 胖大舌 | 水湿、痰饮证 | 舌淡胖大 | 脾肾阳虚，痰湿内盛 |
| | | 舌红胖大 | 脾胃湿热，痰热内蕴，或湿热酒毒上泛 |
| 瘦薄舌 | 气血两虚证，阴虚火旺证 | 舌淡白而瘦薄 | 气血两虚 |
| | | 舌红绛干燥而瘦薄，少苔或无苔 | 阴虚火旺 |
| 裂纹舌 | 热盛伤津，阴液亏虚，血虚证 | 红绛而有裂纹 | 热盛伤津，或阴液虚损 |
| | | 淡白而有裂纹 | 血虚不润 |
| 齿痕舌 | 脾虚、湿停证 | 舌淡胖大而润，舌边有齿痕 | 寒湿壅盛，阳虚水停 |
| | | 舌淡红，舌边有齿痕 | 脾虚或气虚致湿停 |
| | | 舌淡红而嫩，舌体不大，边有轻微齿痕 | 小儿或气血不足 |

望舌态

| 分类 | 临床表现 | 临床意义 |
|---|---|---|
| 强硬舌 | 舌红绛少津而强硬 | 热盛 |
| | 舌强硬而胖大，舌苔厚腻 | 风痰阻络 |
| | 舌强硬，语言謇涩，肢体麻木、眩晕 | 中风先兆 |
| 痿软舌 | 舌红绛少苔而痿软 | 邪热伤阴，或阴虚火旺 |
| | 舌枯白无华而痿软 | 气血俱虚 |
| 颤动舌 | 久病舌淡白而颤动 | 血虚动风 |
| | 新病舌绛紫而颤动 | 热极生风 |
| | 舌红少津少苔而颤动 | 阴虚动风 |
| 歪斜舌 | 病侧舌肌弛缓无力，而健侧舌肌正常 | 肝阳化风 |
| 吐弄舌 | 舌伸于口外，不立即回缩，为“吐舌”。舌微露出口，立即收回，或舐口唇上下左右，摇动不停，为“弄舌” | 心脾有热，或动风先兆，或见于先天愚型儿 |
| 短缩舌 | 舌短缩，色淡或青紫而湿润 | 寒凝筋脉，或气血虚衰 |
| | 舌短缩而胖大，苔滑腻 | 脾虚痰蕴，风痰阻络 |
| | 舌短缩，色红绛而干 | 热病伤津 |

**考点　望舌苔**

望苔质

| 分类 | 临床表现 | 临床意义 |
|---|---|---|
| 厚薄苔 | 薄苔 | 疾病初起，病邪在表，病情轻浅 |
| | 厚苔 | 病邪入里，或食积痰湿，病情较重 |
| 润燥苔 | 润苔 | 正常舌苔，病中见润苔，提示津液未伤 |
| | 滑苔 | 水湿内停 |
| | 燥苔 | 热盛伤津，痰饮，瘀血，阳气被遏 |
| 腐腻苔 | 腐苔 | 食积胃肠，或痰浊内蕴 |
| | 腻苔 | 湿浊、痰饮、食积等 |
| 剥落苔 | 舌淡苔剥 | 血虚，或气血两虚 |
| | 镜面舌，舌色㿠白，甚则毫无血色 | 营血大虚，阳气虚衰，病重难治 |
| | 镜面舌，舌色红绛 | 胃阴枯竭，胃乏生气之兆，属阴虚重证 |
| 真假苔 | 有根苔 | 胃气尚存 |
| | 无根苔 | 胃气匮乏，不能续生新苔，表明病情危重 |

望苔色

| 分类 | 主证 | 临床表现 | 临床意义 |
| --- | --- | --- | --- |
| 白苔 | 表证，寒证，湿证，亦可见于热证 | 苔薄白而润 | 正常舌象，或表证初起，里证病轻，阳虚内寒 |
| | | 苔薄白而干 | 外感风热 |
| | | 苔白厚腻 | 湿浊、痰饮内停，食积 |
| | | 积粉苔 | 内痈，瘟疫 |
| 黄苔 | 里证，热证 | 苔薄黄 | 风热表证，或风寒入里化热 |
| | | 苔黄而干燥 | 邪热伤津，燥结腑实 |
| | | 苔黄腻 | 湿热蕴结，痰饮化热，食积化腐 |
| 灰黑苔 | 热极，寒极 | 苔灰黑湿润，舌淡胖嫩 | 阳虚寒湿，痰饮内停重证 |
| | | 苔焦黑干燥，舌质干裂 | 热极津枯 |

# 第五单元　闻诊

## 考点　听声音

### 音哑与失音的临床表现及意义

| 临床表现 | 临床意义 |
|---|---|
| 新病音哑、失音（“金实不鸣”） | 外邪袭肺，痰湿壅肺 |
| 久病音哑、失音（“金破不鸣”） | 阴虚火旺，肺肾精气内伤 |
| 暴怒喊叫，或持续高声宣讲，伤及喉咙所致音哑或失音 | 气阴耗伤 |
| 妇女妊娠末期出现音哑或失音 | 肾精不能上荣于舌咽，分娩后即愈 |

### 谵语、郑声、独语、错语的临床表现及意义

| 分类 | 临床表现 | | 临床意义 |
|---|---|---|---|
| | 神志 | 语言 | |
| 谵语 | 不清 | 语无伦次，声高有力 | 热扰心神，属实证 |
| 郑声 | | 语言重复，时断时续 | 心气大伤而心神散乱，属虚证 |

续表

| 分类 | 临床表现 | | 临床意义 |
|---|---|---|---|
| | 神志 | 语言 | |
| 独语 | 清楚 | 自言自语，喃喃不休，见人语止，首尾不续 | 心气虚弱，神气不足，或气郁痰阻，蒙蔽心神，属阴证 |
| 错语 | 清楚 | 语言时有错乱，语后自知言错 | 心气虚弱，神气不足，属虚证 |
| | | | 痰湿、瘀血、气滞阻碍心窍，属实证 |

咳嗽的临床表现及临床意义

| 临床表现 | 临床意义 |
|---|---|
| 咳声重浊沉闷而有力 | 寒痰湿浊停聚于肺 |
| 咳声轻清低微而无力 | 久病肺气虚损 |
| 咳声不扬，痰稠色黄，不易咳出 | 热邪犯肺 |
| 咳有白痰，量多易出 | 痰湿阻肺 |
| 干咳无痰，或少痰 | 燥邪犯肺，或阴虚肺燥 |
| 咳声短促，呈阵发性、痉挛性，接续不断，咳后有鸡鸣样回声 | 百日咳（风邪与痰热搏结） |
| 咳声如犬吠，声音嘶哑，吸气困难 | 白喉（肺肾阴虚，疫毒攻喉） |

喘、哮、短气、少气的临床表现及临床意义

| 分类 | 临床表现 | 临床意义 |
|---|---|---|
| 喘 | 发作急骤，呼吸深长，息粗声高，惟以呼出为快 | 实喘 |
| | 病势缓慢，呼吸短浅，急促难续，息微声低，惟以深吸为快 | 虚喘 |
| 哮 | 喘促急剧，喉间痰鸣如水鸡声，咳痰清稀或色白如泡沫，不能平卧 | 寒证 |
| | 气喘胸闷，喉间痰声如拽锯，咳痰黄稠胶黏，咳吐不利 | 热证 |
| 短气 | 呼吸气急而短促，兼气粗，或胸部窒闷，或胸腹胀满等 | 实证 |
| | 呼吸气急而短促，兼形瘦神疲、声低息微等 | 虚证 |
| 少气 | 呼吸微弱而声低，气少不足以息，言语无力 | 诸虚劳损 |

胃肠异常声音的临床表现及临床意义

| 分类 | 临床表现 | 临床意义 |
|---|---|---|
| 呕吐 | 吐势较猛，声高有力，呕吐物为黏液、黄水，或酸或苦 | 热伤胃津 |
| | 吐势徐缓，声音低微，呕吐物为清水、痰涎 | 脾胃阳虚 |
| | 呕吐呈喷射状 | 热扰神明，或头颅外伤、肿瘤等 |

续表

| 分类 | 临床表现 | 临床意义 |
| --- | --- | --- |
| 呕吐 | 呕吐酸腐味的食糜 | 暴饮暴食，食滞胃脘 |
| | 共同进餐者皆出现吐泻 | 多为食物中毒 |
| | 胃反（朝食暮吐，或暮食朝吐，或食入一二时而吐） | 脾胃阳虚 |
| 呃逆 | 新病呃逆，声高而短，响亮有力 | 寒邪或热邪客于胃 |
| | 久病、重病呃逆不止，声低气怯无力 | 胃气虚衰 |
| 嗳气 | 嗳气有酸腐味，兼脘腹胀满 | 饮食停滞胃脘 |
| | 嗳气频作而响亮，嗳气后脘腹胀减，与情志有关 | 肝气犯胃 |
| | 嗳气低沉断续，兼纳呆食少 | 脾胃虚弱 |

**考点** 嗅气味

| 分类 | 临床表现 | 临床意义 |
| --- | --- | --- |
| 口气 | 酸臭，食欲不振，脘腹胀满 | 暴饮暴食，过食伤脾，宿食停滞 |
| | 臭秽 | 胃热 |

续表

| 分类 | 临床表现 | 临床意义 |
| --- | --- | --- |
| 口气 | 腐臭，咳吐脓血 | 外感邪热内伏于肺，或内伤诸火壅于肺 |
| | 臭秽，伴牙痛或牙龈出血 | 牙疳，龋齿，口腔不洁 |
| 病室气味 | 酸腐臭秽味 | 溃腐疮疡 |
| | 血腥味 | 曾有大出血 |
| | 烂苹果味 | 消渴病重症 |
| | 尿臊气（氨气味） | 水气病的晚期 |
| | 难闻的腐臭、尸臭气味 | 患者脏腑衰败，病属危重 |

## 第六单元　脉诊

### 考点　寸口脉与脏腑的关系

| 寸口 | 寸 | 关 | 尺 |
| --- | --- | --- | --- |
| 左 | 心、膻中 | 肝胆、膈 | 肾、小腹（膀胱、小肠） |
| 右 | 肺、胸中 | 脾胃 | 肾、小腹（大肠） |

**考点** 常见脉象的特征与临床意义

浮脉类、沉脉类

| 脉纲 | 共同特点 | 脉名 | 特征 | 临床意义 |
| --- | --- | --- | --- | --- |
| 浮脉类 | 轻取即得 | 浮 | 轻取即得，重按稍减而不空，脉动显现部位浅表 | 表证 |
| | | 洪 | 脉体宽大，充实有力，来盛去衰 | 热盛 |
| | | 濡 | 浮细无力而软 | 虚证，湿困 |
| 沉脉类 | 重按始得 | 沉 | 轻取不应，重按始得，脉动显现的部位较深 | 里证，正常人 |

迟脉类、数脉类

| 脉纲 | 共同特点 | 脉名 | 特征 | 临床意义 |
| --- | --- | --- | --- | --- |
| 迟脉类 | 一息不足四至 | 迟 | 脉来迟缓，一息不足四至 | 寒证，邪热结聚之实热证 |
| | | 涩 | 形细而行迟，往来艰涩不畅，脉势不均 | 精伤，血少，气滞，血瘀 |
| | | 结 | 脉来缓慢，时有中止，止无定数 | 阴盛气结，寒痰瘀血，气血虚衰 |

续表

| 脉纲 | 共同特点 | 脉名 | 特征 | 临床意义 |
| --- | --- | --- | --- | --- |
| 数脉类 | 一息五至以上 | 数 | 脉来急促，一息脉来五六至 | 热证，里虚证 |
| | | 促 | 脉来急数，时有中止，止无定数 | 阳盛实热，气血痰食停滞，脏气衰败 |



虚脉类、实脉类

| 脉纲 | 共同特点 | 脉名 | 特征 | 临床意义 |
| --- | --- | --- | --- | --- |
| 虚脉类 | 应指无力 | 细 | 脉细如线，应指明显 | 气血两虚证，阴血虚证，湿证 |
| | | 微 | 极细极软，按之欲绝，若有若无 | 气血大虚，阳气衰微 |
| | | 代 | 脉来一止，止有定数，良久方还 | 脏气衰微，痛证，惊恐，跌打损伤 |
| 实脉类 | 应指有力 | 滑 | 往来流利，应指圆滑，如珠走盘 | 痰饮，食滞，实热；青壮年；孕妇 |
| | | 弦 | 端直以长，如按琴弦 | 肝胆病，痛证，痰饮证；胃气衰败；老年健康者 |
| | | 紧 | 脉来绷急，左右弹指，状如牵绳转索 | 寒证，痛证，食积证 |

# 第七单元　按诊

## 考点　按肌肤

### 诊寒热

| 临床征象 | 临床意义 |
|---|---|
| 肌肤寒冷，或伴体温偏低 | 阳虚证 |
| 肌肤厥冷而大汗淋漓、面色苍白、脉微欲绝 | 亡阳之征象 |
| 汗出如油而四肢肌肤尚温，脉躁疾无力 | 亡阴之征象 |
| 肌肤灼热，或伴体温升高 | 实热证 |
| 身灼热而肢厥 | 真热假寒证 |
| 身热初按热甚，久按热反转轻 | 热在表 |
| 肌肤初摸时并不感觉很热，按摸稍久后即感灼手 | 湿热蕴结证 |
| 局部病变，皮肤不热，红肿不明显 | 阴证 |
| 局部病变，皮肤灼热而红肿疼痛 | 阳证 |

诊润燥滑涩、诊疼痛

| 诊尺肤 | 临床征象 | 临床意义 |
|---|---|---|
| 诊润燥滑涩 | 皮肤干燥 | 尚未出汗 |
| | 肌肤干瘪 | 津液不足 |
| | 皮肤湿润 | 身已出汗 |
| | 肌肤滑润 | 气血充盛 |
| | 肌肤枯涩 | 气血不足 |
| | 新病皮肤多滑润而有光泽 | 气血未伤 |
| | 久病肌肤枯涩 | 气血两伤 |
| | 肌肤甲错 | 血虚失荣或瘀血 |
| 诊疼痛 | 肌肤濡软，按之痛减 | 虚证 |
| | 肌肤硬痛拒按 | 实证 |
| | 肌肤轻按即痛 | 病在表浅 |
| | 肌肤重按方痛 | 病在深部 |

诊肿胀、诊疮疡

| 分类 | 临床征象 | 临床意义 |
| --- | --- | --- |
| 诊肿胀 | 肿胀处按之凹陷，不能即起 | 水肿 |
| | 肿胀处按之凹陷，举手即起 | 气肿 |
| 诊疮疡 | 疮疡处肿硬不热 | 寒证 |
| | 肿处烙手而压痛 | 热证 |
| | 疮疡根盘平塌漫肿 | 虚证 |
| | 疮疡根盘收束而隆起 | 实证 |
| | 疮疡处坚硬 | 多无脓 |
| | 疮疡边硬顶软 | 已成脓 |

**考点** 按腹部

| 分类 | 临床征象 | 临床意义 |
| --- | --- | --- |
| 诊疼痛 | 腹痛喜按，按之痛减，腹壁柔软 | 虚证 |
| | 腹痛拒按，按之痛甚，腹部硬满 | 实证 |
| | 局部肿胀拒按 | 内痈 |
| | 按之疼痛，固定不移 | 内有瘀血 |
| | 按之胀痛，病处按此连彼 | 气滞气闭 |

续表

| 分类 | 临床征象 | 临床意义 |
|---|---|---|
| 诊胀满 | 按之手下饱满充实而有弹性、有压痛 | 实满 |
| | 腹部膨满，按之手下虚软而缺乏弹性，无压痛 | 虚满 |
| | 腹部高度胀大，如鼓之状 | 鼓胀 |
| 诊积聚 | 肿块推之不移，肿块痛有定处 | 癥积，病属血分 |
| | 肿块推之可移，或痛无定处，聚散不定 | 瘕聚，病属气分 |
| | 肿块大 | 病深 |
| | 肿块形状不规则，表面不光滑 | 病重 |
| | 肿块坚硬如石 | 恶候 |
| | 腹中结块，按之起伏聚散，往来不定，或按之形如筋状，久按转移不定，或按之手下如蚯蚓蠕动 | 虫积 |

**考点　按虚里**

| 分类 | 临床征象 | 临床意义 |
|---|---|---|
| 正常 | 按之搏动应手，动而不紧，缓而不怠，动气聚而不散，节律清晰一致，一息四五至 | 心气充盛，宗气积于胸中 |

续表

| 分类 | 临床征象 | 临床意义 |
|---|---|---|
| 病理 | 按之动而微弱 | 宗气内虚，或支饮 |
| | 按之搏动迟弱 | 心阳不足 |
| | 按之弹手，洪大而搏，或绝而不应 | 心肺气绝，证属危候 |
| | 按之搏动数急，时有一止 | 宗气不守 |
| | 虚里动高，聚而不散 | 热甚 |

## 第八单元　八纲辨证

**考点**　表证与里证的鉴别要点

| 鉴别要点 | 表证 | 里证 |
|---|---|---|
| 病机 | 外邪袭表，卫阳被郁 | 脏腑、气血阴阳失调 |
| 起病 | 急 | 可急可缓 |
| 病位 | 浅 | 深 |
| 病程 | 短 | 长 |

续表

| 鉴别要点 | 表证 | 里证 |
| --- | --- | --- |
| 寒热 | 发热恶寒并见 | 但热不寒，或但寒不热 |
| 常见症状 | 头身疼痛，鼻塞，流涕，喷嚏等 | 如咳喘，心悸，腹痛 |
| 舌象 | 变化不明显 | 多有变化 |
| 脉象 | 浮 | 沉或其他多种脉 |

**考点** 寒证与热证的鉴别要点

| 鉴别要点 | 寒证 | 热证 |
| --- | --- | --- |
| 病机 | 寒邪闭阻，或阳气亏虚 | 阳热亢盛，或阴虚内热 |
| 寒热 | 恶寒，畏寒，喜温 | 发热，恶热，喜凉 |
| 口渴 | 口淡不渴 | 渴喜冷饮 |
| 面色 | 白 | 赤 |
| 四肢 | 肢冷，蜷卧 | 肢热，烦躁不宁 |
| 排泄物 | 痰、涎、涕清稀 | 痰、涕黄稠 |
| 大便 | 稀溏 | 秘结 |
| 小便 | 清长 | 短赤 |

续表

| 鉴别要点 | 寒证 | 热证 |
|---|---|---|
| 舌象 | 舌淡，苔白润 | 舌红，苔黄燥少津 |
| 脉象 | 紧或迟 | 数 |

**考点** 虚证与实证的鉴别要点

| 鉴别要点 | 虚证 | 实证 |
|---|---|---|
| 病机 | 正虚而邪气不盛，正邪斗争较和缓 | 邪实而正气未虚，邪正交争剧烈 |
| 体质 | 多虚弱 | 多壮实 |
| 发病 | 较缓 | 多急骤，或较缓 |
| 病程 | 较长 | 较短，或较长 |
| 精神 | 萎靡 | 兴奋 |
| 声息 | 声低息微 | 声高气粗 |
| 疼痛 | 喜按 | 拒按 |
| 胸腹胀满 | 按之不痛，胀满时减 | 按之疼痛，胀满不减 |
| 发热 | 五心烦热，午后微热 | 壮热 |

续表

| 鉴别要点 | 虚证 | 实证 |
|---|---|---|
| 恶寒 | 畏寒，得衣近火则减 | 恶寒，添衣加被不减 |
| 舌象 | 质嫩，苔少或无苔 | 质老，苔厚腻 |
| 脉象 | 无力 | 有力 |



**考点** 阴证与阳证的鉴别要点

| 鉴别要点 | 阴证 | 阳证 |
|---|---|---|
| 八纲类别 | 里证、寒证、虚证 | 表证、热证、实证 |
| 病邪 | 阴邪致病 | 阳邪致病 |
| 病情 | 变化较慢 | 变化较快 |
| 面色 | 㿠白或暗淡 | 赤 |
| 精神 | 萎靡 | 兴奋 |
| 四肢 | 肢冷，蜷卧 | 肢热，烦躁不宁 |
| 声息 | 声低息微 | 声高气粗 |
| 口渴 | 口淡不渴 | 渴喜冷饮 |

续表

| 鉴别要点 | 阴证 | 阳证 |
|---|---|---|
| 大便 | 稀溏 | 秘结奇臭 |
| 小便 | 清长，或短少 | 短赤涩痛 |
| 舌象 | 舌淡胖嫩 | 舌红绛，苔黄黑 |
| 脉象 | 沉迟、微弱、细 | 浮数，洪大，滑实 |

**考点** 八纲证候之间的关系

证候真假

| 证候真假 | 病机 | 辨证要点 | 证候举例 |
|---|---|---|---|
| 真热假寒 | 阳盛格阴 | 胸腹的冷热 | 肢虽厥而胸腹部必灼热，脉虽迟而按之必有力 |
| 真寒假热 | 阴盛格阳 | | 自觉发热，但触之胸腹无灼热；口虽渴，但欲热饮，且饮水不多；脉虽浮大或数，但按之必无力等 |

# 第九单元　病性辨证

## 考点　辨阴阳虚损证候

### 亡阳证与亡阴证的鉴别要点

| 鉴别要点 | 亡阳证 | 亡阴证 |
|---|---|---|
| 汗液 | 稀冷如水，味淡 | 黏热如油，味咸 |
| 寒热 | 身冷畏寒 | 身热恶热 |
| 四肢 | 厥逆 | 温和 |
| 面色 | 苍白 | 面赤颧红 |
| 气息 | 微弱 | 急促 |
| 口渴 | 不渴或欲饮热 | 口渴饮冷 |
| 唇舌象 | 唇舌淡白，苔白润 | 唇舌干红 |
| 脉象 | 脉微欲绝 | 细数疾无力 |

**考点** 气虚类证辨证

| 证型 | 主要病机 | 主要表现 |
| --- | --- | --- |
| 气虚证 | 元气不足，机能减退 | 神疲、乏力、气短、脉虚 |
| 气陷证 | 气虚无力升举而致气下行太过 | 体弱而瘦、气短、气坠、脏器下垂 |

**考点** 血虚类证及血病其他证辨证

| 证型 | 主要病机 | 主要表现 |
| --- | --- | --- |
| 血虚证 | 血液亏少，机体失于濡养 | 病体虚弱，面、睑、唇、舌、爪甲等颜色淡白，脉细 |
| 血瘀证 | 血行不畅，瘀血内阻 | 固定刺痛拒按、肿块、出血色暗等 |
| 血热证 | 血分热盛 | 身热口渴、斑疹吐衄、烦躁谵语、舌绛、脉数 |
| 血寒证 | 寒凝血脉 | 畏寒，患处冷痛拘急、得温痛减，唇舌青紫 |

**考点** 气血同病类证、津液类证辨证

| 证型 | | 临床表现 | 舌象 | 脉象 |
|---|---|---|---|---|
| 气血同病类证 | 气滞血瘀证 | 局部胀闷，走窜疼痛，甚则刺痛，疼痛固定、拒按，或情志抑郁，性急易怒，或面色紫暗等 | 舌紫暗，或有瘀斑 | 脉弦涩 |
| | 气虚血瘀证 | 面色淡白无华或紫暗，倦怠乏力，局部疼痛如刺，痛处固定不移等 | 舌淡紫，或有斑点 | 脉涩 |
| | 气血两虚证 | 少气懒言，神疲乏力，自汗，面色淡白无华或萎黄，口唇、爪甲颜色淡白等 | 舌淡白 | 脉细无力 |
| 津液类证 | 痰证 | 咳嗽痰多，痰质黏稠，胸脘痞闷，恶心纳呆，呕吐痰涎，或头晕目眩，或形体肥胖等 | 苔腻 | 脉滑 |

# 第十单元 脏腑辨证

**考点** 心病辨证

心气虚证、心血虚证的鉴别

| 证型 | 辨证要点 | 舌象 | 脉象 |
|---|---|---|---|
| 心气虚证 | 心悸、神疲与气虚证并见 | 舌淡 | 脉虚 |
| 心血虚证 | 心悸、失眠、多梦与血虚证并见 | 舌淡 | 脉细无力 |

心脉痹阻证的鉴别

| 证型 | 相同症状 | 疼痛特点 | 兼症 | 舌象 | 脉象 |
| --- | --- | --- | --- | --- | --- |
| 瘀阻心脉证 | 心悸怔忡，胸闷作痛，痛引肩背，时作时止 | 刺痛 | | 舌暗或舌青紫，有斑点 | 脉细涩或结代 |
| 痰阻心脉证 | | 闷痛 | 体胖痰多，身重困倦 | 苔白腻 | 脉沉滑或沉涩 |
| 寒凝心脉证 | | 剧痛 | 形寒肢冷 | 舌淡苔白 | 脉沉迟或沉紧 |
| 气滞心脉证 | | 胀痛 | 胁胀，善太息 | 舌淡红 | 脉弦 |

痰蒙心神证、痰火扰神证的鉴别

| 证型 | 相同症状 | 鉴别要点 | 舌象 | 脉象 |
| --- | --- | --- | --- | --- |
| 痰蒙心神证 | 神志异常 | 以抑郁、痴呆、错乱为主 | 苔白腻 | 脉滑 |
| 痰火扰神证 | | 以狂躁、谵语、神昏为主 | 舌红，苔黄腻 | 脉滑数 |

## 考点 肺病辨证

肺气虚证、肺阴虚证的鉴别

| 证型 | 主要表现 | 舌象 | 脉象 |
| --- | --- | --- | --- |
| 肺气虚证 | 咳喘无力、痰白清稀和气虚证并见 | 舌淡苔白 | 脉弱 |
| 肺阴虚证 | 干咳、痰少难咯和阴虚内热证并见 | 舌红少苔乏津 | 脉细数 |

风寒犯肺证与寒痰阻肺证的鉴别

| 证型 | 相同症状 | 伴随症状 | 舌象 | 脉象 |
| --- | --- | --- | --- | --- |
| 风寒犯肺证 | 咳嗽、痰白 | 恶寒发热，鼻塞，流清涕 | 苔薄白 | 脉浮紧 |
| 寒痰阻肺证 | | 胸闷，形寒肢冷 | 舌淡，苔白腻或白滑 | 脉弦或滑 |

风热犯肺证、肺热炽盛证、痰热壅肺证、燥邪犯肺证的鉴别

| 证型 | 主症 | 兼症 | 舌象 | 脉象 |
| --- | --- | --- | --- | --- |
| 风热犯肺证 | 咳嗽，痰黄稠 | 恶寒轻发热重 | 舌尖红、苔黄 | 脉浮数 |
| 肺热炽盛证 | 咳喘，气粗鼻扇 | 鼻息灼热，咽肿尿黄 | 舌红、苔黄 | 脉洪数 |
| 痰热壅肺证 | 发热咳喘，痰多黄稠 | 胸闷，烦躁不安 | 舌红、苔黄腻 | 脉滑数 |
| 燥邪犯肺证 | 干咳，痰少质黏 | 口鼻干燥，恶寒发热 | 舌薄白干燥 | 脉浮数 |

**考点　脾病辨证**

脾气虚证、脾阳虚证、脾虚气陷证、脾不统血证的鉴别

| 证型 | 病因病机 | 相同症状 | 鉴别要点 | 舌象 | 脉象 |
|---|---|---|---|---|---|
| 脾气虚证 | 脾气虚弱，运化不力 | 食少，便溏，神疲乏力，气短懒言 | 食少、腹胀、便溏与气虚证并见 | 舌淡苔白 | 脉缓或弱 |
| 脾阳虚证 | 脾阳亏虚，寒湿内生 | | 食少、腹胀、腹痛、便溏与阳虚证并见 | 舌胖或有齿痕，苔滑 | 脉沉迟无力 |
| 脾虚气陷证 | 脾气虚弱，清阳下陷 | | 脘腹重坠作胀、内脏下垂与气虚证并见 | 舌淡苔白 | 脉缓或弱 |
| 脾不统血证 | 脾气虚弱，统血无权 | | 各种慢性出血与气血两虚证并见 | 舌淡苔白 | 脉细无力 |

湿热蕴脾证、寒湿困脾证的鉴别

| 证型 | 相同症状 | 兼症 | 舌象 | 脉象 |
|---|---|---|---|---|
| 湿热蕴脾证 | 脘腹胀闷，纳呆，恶心欲呕，便溏，身重，身目发黄 | 身热不扬，面目发黄色鲜明，皮肤发痒，小便短黄 | 舌红，苔黄腻 | 脉濡数或滑数 |
| 寒湿困脾证 | | 小便短少，肢体肿胀，身目发黄，面色晦暗不泽，妇女白带量多 | 舌淡胖，苔白腻 | 脉濡缓或沉细 |

**考点** 肝病辨证

肝血虚证、肝阴虚证的鉴别

| 证型 | 相同症状 | 兼症 | 舌象 | 脉象 |
|---|---|---|---|---|
| 肝血虚证 | 头晕眼花，视力减退 | 肢麻手颤，经少，爪甲不荣 | 舌淡 | 脉细 |
| 肝阴虚证 | | 目涩，胁痛，潮热颧红，手足蠕动 | 舌红少苔 | 脉弦细数 |

肝郁气滞证、肝火炽盛证、肝阳上亢证的鉴别

| 证型 | 主症 | 兼症 | 舌象 | 脉象 |
| --- | --- | --- | --- | --- |
| 肝郁气滞证 | 情志抑郁，胸胁、少腹胀痛 | 咽部异物感，胁下肿块，月经不调 | 舌苔薄白 | 脉弦 |
| 肝火炽盛证 | 头晕胀痛，面红目赤，急躁易怒，耳鸣，失眠多梦 | 胁肋灼痛，便秘尿黄 | 舌红苔黄 | 脉弦数 |
| 肝阳上亢证 |  | 头重脚轻，腰膝酸软 | 舌红少津 | 脉弦有力 |

肝风内动证的鉴别

| 证型 | 性质 | 辨证要点 | 舌象 | 脉象 |
| --- | --- | --- | --- | --- |
| 肝阳化风证 | 上实下虚 | 眩晕欲仆，步履不正，头胀头痛，急躁易怒，头摇，肢体震颤，手足麻木 | 舌红，苔腻 | 脉弦有力 |
| 热极生风证 | 实热证 | 高热口渴，烦躁谵语或神昏，颈项强直，两目上视，手足抽搐 | 舌红绛，苔黄燥 | 脉弦数 |

续表

| 证型 | 性质 | 辨证要点 | 舌象 | 脉象 |
| --- | --- | --- | --- | --- |
| 阴虚动风证 | 虚证 | 手足震颤、蠕动，或肢体抽搐，眩晕耳鸣＋阴虚内热症状 | 舌红少津 | 脉弦细数 |
| 血虚生风证 | | 眩晕，手足震颤、麻木，手足拘急＋血虚症状 | 舌淡 | 脉细或弱 |

**考点**　肾病辨证

肾阳虚证与肾虚水泛证的鉴别要点

| 证型 | 相同症状 | 不同症状 | 舌象 | 脉象 |
| --- | --- | --- | --- | --- |
| 肾阳虚证 | 畏寒肢冷，腰膝酸冷 | 性欲减退，夜尿频多 | 舌淡苔白 | 脉沉细无力 |
| 肾虚水泛证 | | 身体浮肿，腰以下尤甚，按之没指，小便短少 | 舌淡胖，苔白滑 | 脉沉迟无力 |

肾阴虚证、肾精不足证、肾气不固证的鉴别要点

| 证型 | 辨证要点 | 舌象 | 脉象 |
|---|---|---|---|
| 肾阴虚证 | 腰酸而痛，头晕耳鸣，遗精，月经量少 + 阴虚证 | 舌红少津，少苔或无苔 | 脉细数 |
| 肾精不足证 | 小儿生长发育迟缓，成人生殖机能低下，早衰 | 舌淡 | 脉弱 |
| 肾气不固证 | 腰膝酸软，小便、精液、带下、胎气不固 + 气虚证 | 舌淡，苔白 | 脉弱 |

**考点** 腑病辨证

胃热炽盛证、寒滞胃肠证、食滞胃肠证的鉴别

| 证型 | 主症 | 兼症 | 舌象 | 脉象 |
|---|---|---|---|---|
| 胃热炽盛证 | 胃脘灼痛，消谷善饥，渴喜冷饮 | 口臭，牙龈肿痛溃烂 | 舌红苔黄 | 脉滑数 |
| 寒滞胃肠证 | 胃脘、腹部冷痛，痛势暴急，遇寒加剧，得温则减，恶心呕吐，吐后痛缓 | 口淡不渴，恶寒肢冷 | 苔白润 | 脉弦紧或沉紧 |

续表

| 证型 | 主症 | 兼症 | 舌象 | 脉象 |
| --- | --- | --- | --- | --- |
| 食滞胃肠证 | 脘腹胀满疼痛、拒按，厌食，嗳腐吞酸 | 腹痛，肠鸣，矢气臭如败卵，泻下不爽，大便酸腐臭秽 | 苔厚腻 | 脉滑或沉实 |



肠道湿热证、肠热腑实证、肠道津亏证的鉴别

| 证型 | 临床表现 | 舌象 | 脉象 |
| --- | --- | --- | --- |
| 肠道湿热证 | 身热口渴，腹痛腹胀，下痢脓血，里急后重，粪质黄稠秽臭，肛门灼热，小便短黄 | 舌红，苔黄腻 | 脉滑数 |
| 肠热腑实证 | 高热，或日晡潮热，汗多，口渴，脐腹胀满硬痛、拒按，大便秘结 | 舌红，苔黄厚而燥，或焦黑起刺 | 脉沉数有力，或沉实有力 |
| 肠道津亏证 | 大便干燥如羊屎，艰涩难下，数日一行，腹胀作痛 | 舌红少津，苔黄燥 | 脉细涩 |

膀胱湿热证的临床表现

| 证型 | 典型症状 | 舌象 | 脉象 |
| --- | --- | --- | --- |
| 膀胱湿热证 | 小便频数、急迫、短黄，排尿灼热、涩痛 | 舌红，苔黄腻 | 脉滑数或濡数 |

胆郁痰扰证的临床表现

| 证型 | 典型症状 | 舌象 | 脉象 |
| --- | --- | --- | --- |
| 胆郁痰扰证 | 胆怯易惊，烦躁，失眠，口苦 | 舌淡红或红，苔白腻或黄滑 | 脉弦缓或弦数 |

**考点** 脏腑兼证

心肾不交证、心脾气血虚证的临床表现

| 证型 | 辨证要点 | 舌象 | 脉象 |
| --- | --- | --- | --- |
| 心肾不交证 | 心烦，失眠，耳鸣，腰酸，遗精 + 阴虚证 | 舌红少苔 | 脉细数 |
| 心脾气血虚证 | 心悸，神疲，头晕，食少，腹胀，便溏 | 舌淡嫩 | 脉弱 |

肝火犯肺证、肝胃不和证、肝郁脾虚证的鉴别

| 证型 | 相同症状 | 不同症状 | 舌象 | 脉象 |
| --- | --- | --- | --- | --- |
| 肝火犯肺证 | 胸胁灼痛，急躁易怒 | 咳嗽、痰黄，咳血 + 实热证 | 舌红，苔薄黄 | 脉弦数 |
| 肝胃不和证 | 脘胁胀痛，情志抑郁 | 嗳气，吞酸 | 舌淡红，苔薄黄 | 脉弦 |
| 肝郁脾虚证 | | 腹痛肠鸣，纳呆便溏 | 舌苔白 | 脉弦或缓 |

# 第三章　中药学

## 第一单元　药性理论

### 考点　四气、五味、升降浮沉的分类与作用

| 药性内容 | 分类 | 作用 |
|---|---|---|
| 四气 | 寒 | 清热泻火、凉血解毒、滋阴除蒸、泄热通便等 |
| | 凉 | |
| | 温 | 温里散寒、暖肝散结、补火助阳、回阳救逆等 |
| | 热 | |
| 五味 | 酸（涩） | 收敛、固涩 |
| | 苦 | 泄下、燥湿、坚阴 |
| | 甘 | 补益、和中、调和药性、缓急止痛 |
| | 辛 | 发散、行气、行血等 |

续表

| 药性内容 | 分类 | 作用 |
| --- | --- | --- |
| 五味 | 咸 | 软坚散结、泻下通便 |
| | 淡 | 渗湿、利小便 |
| 升降浮沉 | 升 | 药物对机体的作用趋向：向上 |
| | 降 | 药物对机体的作用趋向：向下 |
| | 浮 | 药物对机体的作用趋向：向外 |
| | 沉 | 药物对机体的作用趋向：向内 |

**考点**　药物归经与毒性

| 药性内容 | 概念 | 举例 |
| --- | --- | --- |
| 归经 | 指药物对于机体某部分的选择性作用 | 附子归心、肾、脾经，可治疗亡阳证、阳虚证、寒痹证 |
| 毒性 | 指药物对机体所产生的不良影响及损害性 | 附子、乌头剂量过大引起中毒 |

## 第二单元　中药的配伍

### 考点　中药配伍的内容

| 分类 | | 概念 | 举例 |
| --- | --- | --- | --- |
| 单行 | | 指单用一味药来治疗病情单一的疾病 | 独参汤 |
| 协同作用 | 相须 | 指两种功效相似的药物配合应用，可以增强原有药物的疗效 | 麻黄配桂枝 |
| | 相使 | 指以一种药物为主，另一种药物为辅，两种药物合用，辅药可以提高主药的疗效 | 黄芪补气利水，茯苓利水健脾，茯苓能提高黄芪补气利水的治疗效果 |
| 不良反应 | 相畏 | 指一种药物的毒副作用能被另一种药物所抑制 | 生半夏畏生姜 |
| | 相杀 | 指一种药物能够减轻或消除另一种药物的毒副作用 | 生姜杀生半夏的毒 |
| 配伍禁忌 | 相恶 | 指一种药物能破坏另一种药物的功效 | 人参恶莱菔子 |
| | 相反 | 指两种药物同用能产生或增强毒性或副作用 | 贝母反乌头 |

## 第三单元　中药的用药禁忌

### 考点　配伍禁忌、妊娠用药禁忌★

| 用药禁忌 | | 具体内容 |
|---|---|---|
| 配伍禁忌 | 十八反 | ①乌头——反贝母、瓜蒌、半夏、白及、白蔹<br>②甘草——反甘遂、大戟、海藻、芫花<br>③藜芦——反人参、丹参、玄参、沙参、细辛、芍药 |
| | 十九畏 | ①硫黄畏朴硝。②水银畏砒霜。③狼毒畏密陀僧。④巴豆畏牵牛。⑤丁香畏郁金。⑥川乌、草乌畏犀角。⑦牙硝畏三棱。⑧官桂畏赤石脂。⑨人参畏五灵脂 |
| 妊娠用药禁忌 | 慎用 | 通经祛瘀、行气破滞及辛热滑利之品，如桃仁、红花、牛膝、大黄等 |
| | 禁用 | 毒性较强或药性猛烈的药物，如巴豆、牵牛、雄黄、砒霜等 |

# 第四单元　中药的剂量与用法

## 考点　中药的用法

| 用法 | 适应药物或操作 | 具体药物 |
|---|---|---|
| 先煎 | 金石、矿物、介壳类；毒副作用强的药物可降低毒性 | 磁石、代赭石、附子 |
| 后下 | 气味芳香的药物，其他久煎可破坏有效成分的药物 | 钩藤、薄荷、砂仁 |
| 包煎 | 黏性强、粉末状、带有绒毛的药物 | 滑石、青黛、旋覆花 |
| 另煎 | 贵重药材 | 人参、羚羊角 |
| 烊化 | 某些胶类药物及黏性大而易溶的药物。烊化（单用水或黄酒将药物加热溶化）后，用煎好的药液冲服 | 阿胶、鹿角胶 |
| 泡服 | 某些有效成分易溶于水或久煎容易破坏药效的药物 | 藏红花、番泻叶 |
| 冲服 | 贵重药材；液体药物；散剂 | 麝香、姜汁、三七 |
| 煎汤代水 | 某些药物为防止与其他药物同煎使煎液混浊，难于服用，宜先煎后取其上清液代水再煎煮其他药物 | 灶心土 |

# 第五单元　解表药

## 考点　发散风寒药

发散风寒药（一）

| 药名 | 相同功效 | 鉴别功效 | 记忆点 |
|---|---|---|---|
| 麻黄 | 发汗解表，利水消肿 | 宣肺平喘 | 止咳平喘多炙用 |
| 香薷 | | 化湿和中 | 用于发表，量不宜过大，且不宜久煎 |
| 桂枝 | 发汗解肌，温通经脉，助阳化气 | | 治寒凝血脉、痰饮、蓄水证、心悸、风寒感冒 |
| 紫苏 | 解表散寒 | 行气宽中，解鱼蟹毒 | 治风寒感冒、脾胃气滞、胸闷呕吐、鱼蟹中毒 |
| 生姜 | | 温中止呕，温肺止咳 | 能解生半夏、生南星和鱼蟹中毒 |
| 荆芥 | 祛风解表 | 透疹消疮，止血 | 生用解表透疹消疮，炒用止血 |
| 防风 | | 胜湿止痛，止痉 | 治风疹瘙痒、风湿痹痛、破伤风、脾虚湿盛的泄泻 |

发散风寒药（二）

| 药名 | 相同功效 | 鉴别功效 | 记忆点 |
| --- | --- | --- | --- |
| 羌活 | 解表散寒，祛风止痛 | 胜湿 | 治风寒感冒、风寒湿痹、太阳头痛 |
| 白芷 | | 通鼻窍，燥湿止带，消肿排脓 | 治带下证、鼻渊、疮痈肿毒、阳明头痛 |
| 细辛 | | 通窍，温肺化饮 | 治风寒感冒、少阴头痛、鼻渊；反藜芦 |
| 藁本 | 祛风散寒，除湿止痛 | | 治厥阴头痛 |
| 辛夷 | 发散风寒，通鼻窍 | | 治风寒感冒、鼻塞、鼻渊 |
| 苍耳子 | 发散风寒，通鼻窍，祛风湿，止痛 | | 血虚头痛不宜服用，过量服用易致中毒 |

**考点** 发散风热药

发散风热药（一）

| 药名 | 相同功效 | 鉴别功效 | 记忆点 |
| --- | --- | --- | --- |
| 薄荷 | 疏散风热，清利头目 | 利咽透疹，疏肝行气 | 治温病初起、胸闷胁痛；宜后下 |
| 蔓荆子 | | | 治目赤肿痛 |

续表

| 药名 | 相同功效 | 鉴别功效 | 记忆点 |
| --- | --- | --- | --- |
| 牛蒡子 | 疏散风热，利咽透疹 | 宣肺祛痰，解毒消肿 | 治痈肿疮毒、丹毒、痄腮、喉痹 |
| 蝉蜕 | | 开音，明目退翳，息风止痉 | 治目赤翳障、急慢惊风、破伤风，小儿夜啼 |

发散风热药（二）

| 药名 | 相同功效 | 鉴别功效 | 记忆点 |
| --- | --- | --- | --- |
| 桑叶 | 疏散风热，平抑肝阳，清肝明目 | 清肺润燥 | 治肺热咳嗽、燥热咳嗽；凉血止血 |
| 菊花 | | 清热解毒 | 治疮痈肿毒 |
| 柴胡 | 升举阳气 | 解表退热，疏肝解郁 | 治肝郁气滞、气虚下陷、疟疾寒热 |
| 升麻 | | 解表透疹，清热解毒 | 治口疮咽肿 |
| 葛根 | | 解肌退热，透疹，生津止渴，止泻 | 治项背强痛、热泻热痢；解肌退热、透疹。生津宜生用，升阳止泻宜煨用 |

# 第六单元　清热药

## 考点　清热泻火药★

| 药名 | 相同功效 | 鉴别功效 | 记忆点 |
| --- | --- | --- | --- |
| 石膏 | 清热泻火 | ①生用：除烦止渴。②煅用：敛疮生肌，收湿，止血 | 清泻肺、胃二经气分实热要药 |
| 知母 | | 生津润燥 | 清泻肺、胃二经气分实热要药；治肺燥咳嗽、骨蒸潮热、内热消渴、肠燥便秘 |
| 栀子 | | 除烦，利湿，凉血解毒 | 归心、肺、三焦经；治热病心烦、湿热黄疸、血淋涩痛、血热吐衄、目赤肿痛、火毒疮疡 |
| 淡竹叶 | | 除烦，利尿 | 治热病烦渴、口疮尿赤、热淋涩痛 |
| 芦根 | 清热泻火，生津止渴 | 除烦，止呕，利尿 | 治胃热呕秽、肺痈吐脓、热淋涩痛 |
| 天花粉 | | 消肿排脓 | 治内热消渴、疮疡肿毒 |
| 夏枯草 | 清热，明目 | 泻火，散结消肿 | 治瘰疬、瘿瘤 |
| 决明子 | | 润肠通便 | 治肠燥便秘 |

**考点** 清热燥湿药

| 药名 | 相同功效 | 鉴别功效 | 记忆点 |
| --- | --- | --- | --- |
| 黄芩 | 清热燥湿，泻火解毒 | 止血，安胎 | 长于清中、上焦湿热，有清热安胎之功 |
| 黄连 | | | 长于清中焦邪热；为治疗泻痢要药；善清心经实火；外治湿疹、湿疮、耳道流脓 |
| 黄柏 | | 除骨蒸 | 长于清下焦湿热，善除大肠湿热以治痢，长于清相火 |
| 龙胆草 | 清热燥湿 | 泻肝胆火 | 治湿热黄疸、肝火头痛、目赤耳聋、胁痛口苦、惊风抽搐 |
| 苦参 | | 杀虫，利尿 | 治皮肤瘙痒、疥癣、湿热小便不利 |

**考点** 清热解毒药

清热解毒药（一）

| 药名 | 相同功效 | 鉴别功效 | 记忆点 |
| --- | --- | --- | --- |
| 金银花 | 清热解毒，疏风散热 | | 为治一切内痈外痈要药，治温病初起、热毒血痢、咽喉肿痛、小儿热疮及痱子 |
| 连翘 | | 消肿散结 | 治痈肿疮毒、瘰疬痰核，为“疮家圣药”；治温病初起、热淋涩痛 |

续表

| 药名 | 相同功效 | 鉴别功效 | 记忆点 |
| --- | --- | --- | --- |
| 大青叶 | 清热解毒，凉血消斑 | | 治热入营血、喉痹口疮 |
| 青黛 | | 定惊，清泻肝火 | 治暑热惊痫、惊风抽搐；内服1.5~3g |
| 射干 | 清热解毒，利咽 | 消痰 | 治咽喉肿痛、痰盛咳喘 |
| 马勃 | | 止血 | |
| 山豆根 | | 消肿 | 有毒 |
| 白头翁 | 清热解毒，凉血止痢 | | 治血热出血、温疟发热烦躁 |
| 马齿苋 | | 止血 | |
| 土茯苓 | 解毒，除湿，通利关节 | | 治梅毒 |

清热解毒药（二）

| 药名 | 相同功效 | 鉴别功效 | 记忆点 |
| --- | --- | --- | --- |
| 蒲公英 | 清热解毒，消肿 | 散结，利湿通淋 | 治痈肿疔毒、热淋涩痛，湿热黄疸、目赤肿痛 |
| 穿心莲 | | 凉血，燥湿 | 不宜多服久服，脾胃虚寒不宜服用 |
| 紫花地丁 | | 凉血 | |

续表

| 药名 | 相同功效 | 鉴别功效 | 记忆点 |
| --- | --- | --- | --- |
| 贯众 | 清热解毒 | 凉血止血，杀虫 | 治风热感冒、血热出血、虫疾、烧烫伤、妇人带下 |
| 鱼腥草 | | 消痈排脓，利尿通淋 | 治肺痈吐脓、热毒疮痈、湿热淋证、湿热泻痢 |

**考点　清热凉血药★**

| 药名 | 相同功效 | 鉴别功效 | 记忆点 |
| --- | --- | --- | --- |
| 生地黄 | 清热凉血 | 养阴生津 | 治热入营血、斑疹吐衄、骨蒸劳热、肠燥便秘 |
| 玄参 | | 泻火解毒，滋阴 | 治温邪入营、热病伤阴、津伤便秘、骨蒸劳嗽、目赤咽痛、瘰疬、白喉、痈肿疮毒 |
| 牡丹皮 | 清热凉血 | 活血祛瘀 | 用于无汗骨蒸 |
| 赤芍 | | 散瘀止痛 | 治温毒发斑、血热吐衄、目赤肿痛、痈肿疮疡、肝郁胁痛、经闭痛经、癥瘕腹痛、跌打损伤 |
| 紫草 | 清热凉血，解毒 | 活血，透疹 | 脾虚便溏者忌服 |

**考点　清虚热药**

| 药名 | 功效 | 记忆点 |
| --- | --- | --- |
| 青蒿 | 清透虚热，截疟，解暑，凉血除蒸 | 治夜热早凉、阴虚发热、劳热骨蒸、暑热外感、发热口渴、疟疾寒热 |
| 地骨皮 | 凉血除蒸，清肺降火，生津止渴 | 善清虚热，可除有汗之骨蒸，也可治内热消渴 |
| 白薇 | 清热凉血，利尿通淋，解毒疗疮 | |
| 银柴胡 | 退虚热，除疳热 | |
| 胡黄连 | 退虚热，除疳热，清湿热 | 善治痔疮肿痛 |

## 第七单元　泻下药

**考点　攻下药**

| 药名 | 相同功效 | 鉴别功效 | 记忆点 |
| --- | --- | --- | --- |
| 大黄 | 泻下攻积 | 清热泻火，凉血解毒，逐瘀通经 | 治烧烫伤、瘀血证、黄疸 |
| 芒硝 | | 润燥软坚，清热消肿 | 内服，冲入药汁或开水溶化 |
| 番泻叶 | 泻下通便 | 温开水泡服，宜后下 | |

## 考点　润下药

| 药名 | 功效 |
| --- | --- |
| 火麻仁 | 润肠通便 |
| 郁李仁 | 润肠通便，利水消肿 |

## 考点　峻下逐水药

| 药名 | 记忆点 |
| --- | --- |
| 甘遂 | 内服醋制用，以减低毒性；虚弱者及孕妇忌用；不宜与甘草同用 |
| 牵牛子 | 炒用药性减缓；孕妇忌用；不宜与巴豆、巴豆霜同用 |
| 巴豆 | 入丸散服，每次0.1～0.3g，多制成巴豆霜；孕妇及体弱者忌用，不宜与牵牛子同用 |

# 第八单元　祛风湿药

## 考点　祛风寒湿药★

| 药名 | 相同功效 | 鉴别功效 | 记忆点 |
|---|---|---|---|
| 独活 | 祛风湿，止痛 | 解表 | 治风寒夹湿表证、少阴头痛、皮肤瘙痒、寒湿痹痛 |
| 威灵仙 | | 通络，消骨鲠 | 用于痰饮、噎膈 |
| 川乌 | | 温经 | 治寒疝疼痛；宜先煎、久煎 |
| 木瓜 | 舒筋活络，和胃化湿 | | 治风湿痹痛、筋脉拘急、脚气水肿、吐泻转筋 |

## 考点　祛风湿热药

| 药名 | 相同功效 | 鉴别功效 | 记忆点 |
|---|---|---|---|
| 秦艽 | 祛风湿 | 止痛，通络，退虚热，清湿热 | 治中风不遂、骨蒸潮热、湿热黄疸；为“风药中之润剂” |
| 防己 | | 止痛，利水消肿 | 治水肿、脚气、高血压 |
| 豨莶草 | | 利关节，解毒 | 风湿痹痛、半身不遂宜制用，风疹湿疮、疮痈宜生用 |

### 考点　祛风湿强筋骨药

| 药名 | 相同功效 | 鉴别功效 | 记忆点 |
|---|---|---|---|
| 桑寄生 | 祛风湿，补肝肾，强筋骨 | 安胎 | 治肝肾不足之风湿痹痛、崩漏、胎动不安、高血压 |
| 五加皮 | | 利水 | 治筋骨痿软、体虚乏力、水肿、脚气 |
| 狗脊 | 祛风湿，补肝肾，强腰膝 | | |

## 第九单元　化湿药

### 考点　化湿药

| 药名 | 相同功效 | 鉴别功效 | 记忆点 |
|---|---|---|---|
| 佩兰 | 化湿，解暑 | | |
| 藿香 | | 止呕 | 治呕吐、暑湿、湿温初起 |
| 白豆蔻 | 化湿行气，温中 | 止呕 | 治呕吐；入汤剂宜后下 |
| 砂仁 | | 止泻，安胎 | 治妊娠恶阻、胎动不安 |

续表

| 药名 | 相同功效 | 鉴别功效 | 记忆点 |
|---|---|---|---|
| 苍术 | 燥湿 | 健脾，祛风散寒 | 治风湿痹证、风寒夹湿表证、夜盲症、眼目昏涩 |
| 厚朴 | | 消痰，下气除满 | 治食积气滞、痰饮喘咳、梅核气；为消除胀满要药 |

## 第十单元　利水渗湿药

### 考点　利水消肿药

| 药名 | 相同功效 | 鉴别功效 | 记忆点 |
|---|---|---|---|
| 茯苓 | 利水渗湿 | 健脾，宁心 | 治水肿、痰饮、脾虚泄泻、心悸、失眠 |
| 薏苡仁 | | 健脾，除痹，清热排脓 | 清利湿热宜生用，健脾止泻宜炒用 |
| 泽泻 | | 泄热 | 治水肿、小便不利、泄泻、淋证、遗精 |
| 猪苓 | | | 治水肿、小便不利、泄泻 |

## 考点　利尿通淋药

| 药名 | 相同功效 | 鉴别功效 | 记忆点 |
|---|---|---|---|
| 车前子 | 利尿通淋 | 渗湿止泻，明目，祛痰 | 宜包煎 |
| 滑石 | | 清热解暑，收湿敛疮 | 治湿疮、湿疹、痱子；宜包煎 |
| 石韦 | | 清肺止咳，凉血止血 | |
| 海金沙 | | 止痛 | 宜包煎 |
| 萆薢 | 利湿去浊，祛风除痹 | | |

## 考点　利湿退黄药

| 药名 | 功效 | 记忆点 |
|---|---|---|
| 茵陈 | 利胆退黄，清热利湿 | 治湿疮瘙痒；为治湿热黄疸要药 |
| 金钱草 | 利湿退黄，利尿通淋，解毒消肿 | 治湿热黄疸、结石、痈肿疔疮、毒蛇咬伤 |
| 虎杖 | 利湿退黄，清热解毒，散瘀止痛，化痰止咳，泄热通便 | 治湿热黄疸、带下病、水火烫伤、痈肿疮毒、毒蛇咬伤、经闭、癥瘕、肺热咳嗽、热结便秘 |

# 第十一单元　温里药

## 考点　温里药★

| 药名 | 相同功效 | 鉴别功效 | 记忆点 |
| --- | --- | --- | --- |
| 附子 | 回阳救逆，补火助阳，散寒止痛 | | 治亡阳证、阳虚证、寒湿痹痛；宜先煎 |
| 干姜 | 温中散寒，回阳通脉，温肺化饮 | | 治亡阳证、寒饮喘咳 |
| 肉桂 | 补火助阳，散寒止痛，温通经脉，引火归原 | | 治虚阳上浮；为治命门火衰要药；宜后下或焗服；畏赤石脂 |
| 吴茱萸 | 散寒止痛 | 降逆止呕，助阳止泻 | 为治肝寒气滞诸痛要药 |
| 小茴香 | | 理气和胃 | 治寒疝腹痛、睾丸坠胀、少腹冷痛、痛经 |
| 丁香 | | 温中降逆，温肾助阳 | 畏郁金 |
| 高良姜 | 温中止痛 | 温中止呕 | |
| 花椒 | | 杀虫止痒 | 外用适量，煎汤熏洗 |

# 第十二单元　理气药

## 考点　理气药

### 理气药（一）

| 药名 | 相同功效 | 鉴别功效 | 记忆点 |
|---|---|---|---|
| 陈皮 | 理气健脾，燥湿化痰 | | 治呕吐、呃逆、湿痰咳嗽、寒痰咳嗽、胸痹 |
| 青皮 | 疏肝破气，消积化滞 | | 治肝郁气滞、气滞脘腹疼痛、食积腹痛、癥瘕积聚、久疟痞块 |
| 枳实 | 破气除痞，化痰消积 | | 治胃肠积滞、湿热泻痢、胸痹、气滞疼痛、产后腹痛、脏器下垂 |
| 佛手 | 疏肝解郁，理气和中 | 燥湿化痰 | |
| 香附 | | 调经止痛 | 为调经要药 |

理气药（二）

| 药名 | 相同功效 | 鉴别功效 | 记忆点 |
| --- | --- | --- | --- |
| 木香 | 行气止痛 | 健脾消食 | 治泻痢里急后重、腹痛胁痛、黄疸、疝气痛、气滞血瘀之胸痹 |
| 沉香 | | 温中止呕，纳气平喘 | 宜后下 |
| 川楝子 | | 杀虫 | 治肝郁化火诸痛、虫积腹痛、头癣、秃疮；有毒 |
| 乌药 | | 温肾散寒 | 治尿频遗尿 |
| 薤白 | 行气导滞，通阳散结 | | 为治胸痹之要药；治脘腹痞满胀痛、泻痢里急后重 |
| 柿蒂 | 降气止呃 | | |

## 第十三单元　消食药

### 考点　消食药

| 药名 | 相同功效 | 鉴别功效 | 记忆点 |
| --- | --- | --- | --- |
| 山楂 | 消食化积，行气散瘀 | | 为消化油腻肉食积滞要药 |

续表

| 药名 | 相同功效 | 鉴别功效 | 记忆点 |
| --- | --- | --- | --- |
| 莱菔子 | 消食除胀，降气化痰 | | 治咳喘痰多；不宜与人参同服 |
| 神曲 | 消食和胃 | | 治饮食积滞 |
| 鸡内金 | 消食健胃 | 涩精止遗 | 治遗尿，砂石淋证 |
| 麦芽 | 消食健胃 | 回乳消胀，疏肝解郁 | 治米面薯芋食滞，断乳，乳房胀痛、胁痛、脘腹痛 |

# 第十四单元　驱虫药

## 考点　驱虫药

| 药名 | 相同功效 | 鉴别功效 | 记忆点 |
| --- | --- | --- | --- |
| 槟榔 | 杀虫 | 消积，行气，利水，截疟 | 治水肿，脚气，疟疾 |
| 使君子 | 杀虫 | 消积 | 忌与热茶同服，1 日总量不超过 20 粒 |
| 苦楝皮 | 杀虫 | 疗癣 | 有毒 |

# 第十五单元　止血药

## 考点　凉血止血药★

| 药名 | 相同功效 | 鉴别功效 | 记忆点 |
|---|---|---|---|
| 大蓟 | 凉血止血，散瘀解毒消痈 | | 治热毒痈肿 |
| 小蓟 | | | 尤善治尿血、血淋 |
| 地榆 | 凉血止血 | 解毒敛疮 | 尤宜下焦血热的便血、痔血等，还可治烫伤、湿疹、疮疡痈肿 |
| 侧柏叶 | | 化痰止咳，生发乌发 | 治肺热咳嗽、脱发、须发早白 |
| 槐花 | | 清泻肝火 | 治目赤、头痛 |
| 白茅根 | | 清热利尿，清肺胃热 | 治水肿、热淋、黄疸、胃热呕吐、肺热咳嗽 |

## 考点　化瘀止血药

| 药名 | 相同功效 | 鉴别功效 | 记忆点 |
|---|---|---|---|
| 三七 | 化瘀止血 | 活血定痛 | 有止血不留瘀、化瘀不伤正之特点，为伤科要药；孕妇慎用 |
| 茜草 | | 凉血，通经 | 对血热夹瘀的各种出血证尤宜；为妇科调经要药 |
| 蒲黄 | | 利尿 | 宜包煎；止血多炒用，化瘀、利尿多生用；孕妇慎用 |

## 考点 收敛止血药

| 药名 | 相同功效 | 鉴别功效 | 记忆点 |
| --- | --- | --- | --- |
| 白及 | 收敛止血 | 消肿生肌 | 不宜与乌头类药材同用 |
| 仙鹤草 | | 止痢，截疟，补虚 | 治腹泻、阴痒带下、脱力劳伤 |
| 血余炭 | | 化瘀利尿 | 治小便不利 |

## 考点 温经止血药

| 药名 | 功效 | 记忆点 |
| --- | --- | --- |
| 艾叶 | 温经止血，散寒调经，安胎 | 治虚寒性出血；为妇科下焦虚寒或寒客胞宫要药，也为妇科安胎要药 |

# 第十六单元　活血化瘀药

## 考点　活血止痛药

| 药名 | 相同功效 | 鉴别功效 | 记忆点 |
|---|---|---|---|
| 川芎 | 活血行气止痛 | 祛风 | 治头痛、风湿痹痛 |
| 延胡索 | | | 专治一身上下诸痛 |
| 姜黄 | | 通经 | 治风湿痛痹、寒凝气滞血瘀证 |
| 郁金 | | 解郁，清心凉血，利胆退黄 | 治热病神昏、湿热黄疸、吐血、衄血、倒经、尿血、血淋；畏丁香 |
| 乳香 | | 消肿生肌 | 治跌打损伤、疮疡痈肿 |

## 考点　活血调经药

| 药名 | 相同功效 | 鉴别功效 | 记忆点 |
|---|---|---|---|
| 丹参 | 祛瘀止痛，活血通经 | 凉血消痈，除烦安神 | 反藜芦 |
| 红花 | | | 为治疗跌打损伤、瘀滞肿痛要药 |
| 桃仁 | 活血祛瘀，润肠通便，止咳平喘 | | 治肺痈、肠痈、肠燥便秘、咳嗽气喘 |

续表

| 药名 | 相同功效 | 鉴别功效 | 记忆点 |
| --- | --- | --- | --- |
| 益母草 | 活血调经，利水 | 消肿，清热解毒 | 治疮痈肿毒、皮肤瘾疹 |
| 牛膝 | | 通淋，引火（血）下行，补肝肾、强筋骨 | 治腰膝酸痛、下肢痿软 |
| 鸡血藤 | 行血补血，调经，舒筋活络 | | 治风湿痹痛、手足麻木、肢体瘫痪 |



**考点** 活血疗伤药

| 药名 | 鉴别功效 | 记忆点 |
| --- | --- | --- |
| 土鳖虫 | 破血逐瘀，续筋接骨 | |
| 骨碎补 | 破血续伤，补肾强骨 | |
| 马钱子 | 散结消肿，通络止痛 | 用量为0.3~0.6g，炮制后入丸散，孕妇禁用 |

**考点** 破血消癥药★

| 药名 | 相同功效 | 鉴别功效 |
| --- | --- | --- |
| 莪术 | 破血 | 用于行气、消积止痛 |
| 水蛭 | | 用于通经、逐瘀消癥 |

# 第十七单元　化痰止咳平喘药

## 考点　温化寒痰药

| 药名 | 相同功效 | 鉴别功效 | 记忆点 |
|---|---|---|---|
| 半夏 | 燥湿化痰 | 降逆止呕，消痞散结，外用消肿止痛 | 可治心下痞、梅核气、瘿瘤、痰核、痈疽肿毒、毒蛇咬伤，为止呕要药 |
| 天南星 | | 祛风解痉，外用散结消肿 | 阴虚燥痰及孕妇忌用 |
| 旋覆花 | 降气化痰，降逆止呕 | | 宜包煎 |
| 白芥子 | 温肺化痰，利气散结，通络止痛 | | 久咳肺虚及阴虚火旺者忌用 |
| 白前 | 降气化痰 | | |

## 考点　清热化痰药

| 药名 | 相同功效 | 鉴别功效 | 记忆点 |
|---|---|---|---|
| 川贝母 | 清热化痰 | 润肺止咳，散结消肿 | 尤宜于内伤久咳、燥痰、热痰；反乌头 |
| 浙贝母 | | 散结消痈 | 长于清肺；反乌头 |
| 瓜蒌 | | 宽胸散结，润肠通便 | 脾虚便溏、寒痰、湿痰证忌用；反乌头 |
| 竹茹 | | 除烦止呕，凉血止血 | 治肺热咳嗽、胃热呕吐、吐血、衄血、崩漏 |

续表

| 药名 | 相同功效 | 鉴别功效 | 记忆点 |
|---|---|---|---|
| 桔梗 | 宣肺，祛痰，利咽，排脓 | | 治咳嗽痰多、咽喉肿痛、失音、肺痈吐脓 |
| 前胡 | 降气化痰，疏散风热 | | |
| 天竺黄 | 清热化痰，清心定惊 | | |

**考点** 止咳平喘药

| 药名 | 相同功效 | 鉴别功效 | 记忆点 |
|---|---|---|---|
| 苦杏仁 | 止咳平喘，润肠通便 | | 治喘咳要药；有小毒 |
| 紫苏子 | | 降气化痰 | |
| 桑白皮 | 泻肺平喘，利水消肿 | | |
| 葶苈子 | | | 治痰涎壅盛、水肿、悬饮、胸腹积水、小便不利 |
| 百部 | 润肺止咳 | 杀虫灭虱 | 功专润肺止咳，治蛲虫、阴道滴虫、头虱、疥癣 |
| 紫菀 | | 化痰 | |
| 款冬花 | | 下气，化痰 | |

续表

| 药名 | 相同功效 | 鉴别功效 | 记忆点 |
| --- | --- | --- | --- |
| 枇杷叶 | 清肺止咳，降逆止呕 | | |
| 白果 | 敛肺化痰定喘，止带缩尿 | | 有毒 |

## 第十八单元　安神药

### 考点　重镇安神药

| 药名 | 相同功效 | 鉴别功效 | 记忆点 |
| --- | --- | --- | --- |
| 朱砂 | 清心镇惊，安神解毒 | | 有毒，忌火煅 |
| 磁石 | 镇静安神，平肝潜阳 | 聪耳明目，纳气平喘 | 治耳鸣耳聋、视物昏花、肾虚气喘 |
| 龙骨 | 镇静安神，平肝潜阳 | 收敛固涩 | 镇静安神、平肝潜阳宜生用，收敛固涩宜煅用 |
| 琥珀 | 镇惊安神，活血散瘀，利尿通淋 | | 研末冲服，不入煎剂，忌火煅 |

考点　养心安神药

| 药名 | 相同功效 | 鉴别功效 | 记忆点 |
|---|---|---|---|
| 酸枣仁 | 养心安神 | 益肝，敛汗，生津 | 治心悸失眠、自汗、盗汗、口渴咽干 |
| 柏子仁 | | 润肠通便 | 治阴虚盗汗、小儿惊痫 |
| 远志 | 宁心安神 | 祛痰开窍，消散痈肿 | 治痈疽疮毒、乳房肿痛、喉痹 |
| 合欢皮 | 解郁安神 | 活血消肿 | |



# 第十九单元　平肝息风药

考点　平抑肝阳药★

| 药名 | 相同功效 | 鉴别功效 | 记忆点 |
|---|---|---|---|
| 石决明 | 平肝潜阳，清肝明目 | | 治眩晕、目赤、翳障 |
| 珍珠母 | | 镇惊安神 | |
| 牡蛎 | 平肝潜阳 | 重镇安神，软坚散结，收敛固涩 | 煅牡蛎可治胃痛泛酸 |
| 代赭石 | | 重镇降逆，凉血止血 | 治呕吐、呃逆、气逆喘息、血热吐衄 |
| 刺蒺藜 | 平肝疏肝，祛风明目 | | |

## 考点　息风止痉药★

<table>
<tr><th>药名</th><th>相同功效</th><th>鉴别功效</th><th colspan="2">记忆点</th></tr>
<tr><td>羚羊角</td><td rowspan="2">清热解毒</td><td>平肝息风，清肝明目</td><td rowspan="2">归肝、心经，治热病神昏</td><td>治目赤头痛、温毒发斑</td></tr>
<tr><td>牛黄</td><td>凉肝息风，化痰开窍</td><td>治口舌生疮、咽喉肿痛、牙痛</td></tr>
<tr><td>钩藤</td><td rowspan="2">清热息风</td><td>平肝，定惊</td><td colspan="2">治小儿惊啼、夜啼；宜后下</td></tr>
<tr><td>地龙</td><td>通络，平喘，利尿</td><td colspan="2">治痹证、肺热哮喘、小便不利</td></tr>
<tr><td>天麻</td><td rowspan="2">息风止痉</td><td>平抑肝阳，祛风通络</td><td colspan="2">治风湿痹痛</td></tr>
<tr><td>僵蚕</td><td>化痰散结，祛风止痛</td><td colspan="2">治风中经络、风疹瘙痒、痰核、瘰疬</td></tr>
<tr><td>全蝎</td><td rowspan="2" colspan="2">息风镇痉，攻毒散结，通络止痛</td><td colspan="2">治痉挛抽搐、疮疡肿毒、瘰疬结核、风湿顽痹、顽固性头痛</td></tr>
<tr><td>蜈蚣</td><td colspan="2"></td></tr>
</table>

# 第二十单元　开窍药

## 考点　开窍药

| 药名 | 相同功效 | 鉴别功效 | 记忆点 | |
|---|---|---|---|---|
| 麝香 | 开窍醒神 | 活血通经，消肿止痛，催生下胎 | 外用适量，不入煎剂 | 治热闭、寒闭神昏 |
| 冰片 | | 清热止痛 | | 治闭证神昏；用量0.15～0.3g |
| 苏合香 | | 辟秽，止痛 | | 用量0.3～1g |
| 石菖蒲 | | 化湿和胃，宁神益志 | | 治痰蒙清窍神昏、脘腹痞满、噤口痢 |

# 第二十一单元　补虚药

## 考点　补气药★

### 补气药（一）

| 药名 | 相同功效 | 鉴别功效 | 记忆点 |
|---|---|---|---|
| 人参 | 补脾肺气，生津 | 大补元气，安神益智 | 用于元气虚脱证，也可治疗肺、脾、心、肾气虚证及热病气虚津伤口渴、消渴证；反藜芦 |
| 党参 |  | 补血 | 用于脾肺气虚证、气血两虚证、气津两伤证 |
| 西洋参 | 补气，生津 | 养阴，清热 | 反藜芦 |
| 太子参 |  | 健脾，润肺 |  |

### 补气药（二）

| 药名 | 鉴别功效 | 记忆点 |
|---|---|---|
| 黄芪 | 健脾补中，升阳举陷，益卫固表，利尿消肿，托毒生肌 | 用于疮疡溃久难敛、中风后遗症 |
| 白术 | 健脾益气，燥湿利尿，止汗，安胎 | “补气健脾第一要药” |

续表

| 药名 | 鉴别功效 | 记忆点 |
| --- | --- | --- |
| 甘草 | 补脾益气，祛痰止咳，缓急止痛，清热解毒，调和诸药 | 不可与京大戟、芫花、甘遂同用 |
| 山药 | 益气养阴，补脾肺肾，固精止带 | 用于脾虚证、肺虚证、肾虚证、消渴气阴两虚证 |
| 白扁豆 | 补脾和中，化湿 | |
| 大枣 | 补中益气，养血安神 | |
| 蜂蜜 | 补中，润燥，止痛，解毒 | |

**考点　补阳药**

| 药名 | 相同功效 | 鉴别功效 | 记忆点 |
| --- | --- | --- | --- |
| 鹿茸 | 补肾阳，益精血，强筋骨，调冲任，托疮毒 | | 凡发热者均当忌服 |
| 淫羊藿 | 祛风除湿 | 补肾壮阳 | 用于肾阳虚衰、阳痿尿频、腰膝无力、风寒湿痹、肢体麻木 |
| 巴戟天 | | 补肾助阳 | 用于阳痿不举、宫冷不孕、小便频数、风湿腰膝疼痛、肾虚腰膝酸软 |

续表

| 药名 | 相同功效 | 鉴别功效 | 记忆点 |
|---|---|---|---|
| 杜仲 | 补肝肾，强筋骨，安胎 | | 用于胎动不安、习惯性堕胎、肾虚腰痛 |
| 续断 | | 止血，疗伤续折 | 用于阳痿不举、崩漏、胎动不安、跌打损伤 |
| 菟丝子 | 补肾益精，养肝明目，止泻，安胎 | | 用于肾虚胎动不安 |
| 补骨脂 | 补肾壮阳，固精缩尿，温脾止泻，纳气平喘 | | 用于肾虚阳痿、五更泄泻、虚寒喘咳 |
| 肉苁蓉 | 补肾助阳，润肠通便 | | |
| 益智仁 | 暖肾固精缩尿，温脾开胃摄唾 | | |

**考点** 补血药

| 药名 | 相同功效 | 鉴别功效 | 记忆点 |
|---|---|---|---|
| 当归 | 补血调经，活血止痛，润肠通便 | | 治血虚诸证、血虚肠燥便秘，为妇科补血调经要药 |
| 白芍 | 养血敛阴，柔肝止痛，平抑肝阳 | | 反藜芦 |
| 熟地黄 | 补血 | 养阴，填精益髓 | 用于血虚诸证、肝肾阴虚诸证 |
| 阿胶 | | 滋阴，润肺，止血 | 入汤剂宜烊化冲服 |

续表

| 药名 | 相同功效 | 鉴别功效 | 记忆点 |
| --- | --- | --- | --- |
| 何首乌 | 解毒，截疟，润肠通便，补益精血，固肾乌须 | | 补益精血、固肾乌须宜制用，解毒、截疟、润肠通便宜生用 |

## 考点　补阴药

### 补阴药（一）

| 药名 | 相同功效 | 鉴别功效 | 记忆点 |
| --- | --- | --- | --- |
| 北沙参 | 养阴生津 | 清肺，益胃 | 用于肺阴虚证、胃阴虚证 |
| 麦冬 | | 润肺，益胃，清心除烦 | 用于胃阴虚、肺阴虚、心阴虚 |
| 天冬 | | 清肺，润燥 | 用于热病伤津之食欲不振、口渴、肠燥便秘、肺阴虚证、胃阴虚证 |

### 补阴药（二）

<table>
<tr><th>药名</th><th>相同功效</th><th>鉴别功效</th><th colspan="2">记忆点</th></tr>
<tr><td>龟甲</td><td rowspan="2">滋阴潜阳</td><td>益肾健骨，养血补心</td><td rowspan="2">经砂炒醋淬后，去腥</td><td>治肾虚骨痿、囟门不合、阴虚血亏、惊悸、失眠、健忘</td></tr>
<tr><td>鳖甲</td><td>退热除蒸，软坚散结</td><td>治肝肾阴虚证、癥瘕积聚</td></tr>
</table>

续表

| 药名 | 相同功效 | 鉴别功效 | 记忆点 |
|---|---|---|---|
| 石斛 | 益胃生津，滋阴清热 | | 治胃阴虚、肾阴虚、热病伤津证 |
| 玉竹 | 养阴润燥，生津止渴 | | 治胃阴虚、肺阴虚、热伤心阴、烦热多汗、惊悸 |
| 百合 | 养阴润肺，清心安神 | | 治肺阴虚证 |
| 黄精 | 补气养阴，健脾，润肺，益肾 | | 用于肝肾阴虚证，积聚 |
| 枸杞子 | 滋补肝肾 | 益精明目 | 治肝肾阴虚、早衰证 |
| 女贞子 | 滋补肝肾 | 乌须明目 | |

# 第二十二单元　收涩药

## 考点　固表止汗药

| 药名 | 相同功效 | 鉴别功效 |
|---|---|---|
| 麻黄根 | 固表止汗 | |
| 浮小麦 | 固表止汗 | 益气，除热 |

**考点** 敛肺涩肠药

| 药名 | 相同功效 | | 鉴别功效 | 记忆点 |
|---|---|---|---|---|
| 五味子 | 收敛固涩，益气生津，补肾宁心 | | | 归肺、心、肾经 |
| 乌梅 | 涩肠止泻 | 敛肺止咳 | 安蛔止痛，生津止渴 | 内服治肺虚久咳、久泻、久痢、蛔厥腹痛、呕吐、虚热消渴、崩漏，外敷可消疮毒 |
| 诃子 | 涩肠止泻 | 敛肺止咳 | 利咽开音 | 涩肠止泻宜煨用，敛肺清热、利咽开音宜生用 |
| 肉豆蔻 | 涩肠止泻 | | 温中行气 | 治疗虚泻、冷痢、胃寒胀痛、食少呕吐 |
| 赤石脂 | 涩肠止泻 | | 收敛止血，敛疮生肌 | 畏肉桂 |

**考点** 固精缩尿止带药★

| 药名 | 功效 | 记忆点 |
|---|---|---|
| 山茱萸 | 补益肝肾，收敛固涩 | 治腰膝酸软、崩漏、大汗不止、消渴证 |
| 桑螵蛸 | 固精缩尿，补肾助阳 | |
| 海螵蛸 | 固精止带，收敛止血，制酸止痛，收湿敛疮 | 治胃痛吐酸、湿疮、湿疹、崩漏、吐血、便血、外伤出血 |
| 莲子 | 益肾固精，补脾止泻，止带，养心安神 | 治遗精滑精、心悸失眠、带下、脾虚泄泻 |

续表

| 药名 | 功效 | 记忆点 |
| --- | --- | --- |
| 芡实 | 益肾固精，健脾止泻，除湿止带 | 治遗精滑精、脾虚久泻、带下 |
| 金樱子 | 固精缩尿止带，涩肠止泻 | |
| 椿皮 | 清热燥湿，收敛止带，止泻，止血 | |

## 第二十三单元　攻毒杀虫止痒药

| 药名 | 功效 |
| --- | --- |
| 硫黄 | 外用解毒杀虫止痒，内服补火助阳通便 |
| 蛇床子 | 杀虫止痒，燥湿祛风，温肾壮阳 |

# 第四章　方剂学

## 第一单元　总论

### 考点　方剂的组成原则和变化

| | | |
|---|---|---|
| 组成原则 | 君药 | 治主证或主病 |
| | 臣药 | ①辅君。②治兼证 |
| | 佐药 | ①佐助药：辅君臣以强效。②佐制药：弱君臣毒峻之性。③反佐药 |
| | 使药 | ①引经药：带诸药入病所。②调和药：调和诸药 |
| 变化 | 药味的增损 | 方中主病、主证、基本病机及君药不变为前提，改变方中次要药物 |
| | 药量的增减 | 方中药物组成不变为前提 |
| | 剂型的变化 | 方中药物组成及配伍用量比例不变为前提 |

**考点　剂型**

| 剂型 | 特点 |
|---|---|
| 汤剂 | 吸收快，迅速发挥药效，便于随证化裁，适于病证较重及病情不稳定者 |
| 丸剂 | 吸收慢，药效持久，节省药材，便于患者携带与服用 |
| 散剂 | 制作简便，吸收较快，节省药材，易于服用及携带 |
| 膏剂 | 分煎膏、软膏、硬膏 |

## 第二单元　解表剂

**考点　辛温解表剂★**

| 剂名 | 功用 | 主治 | 组成 |
|---|---|---|---|
| 麻黄汤 | 发汗解表，宣肺平喘 | 外感风寒表实证 | 麻黄、桂枝、炙甘草、杏仁 |
| 桂枝汤 | 解肌发表，调和营卫 | 外感风寒表虚证 | 桂枝、芍药、炙甘草、生姜、大枣 |
| 小青龙汤 | 解表散寒，温肺化饮 | 外寒里饮证 | 小小青龙最有功，风寒束表饮停胸，细辛半夏甘和味，姜桂麻黄芍药同<br>臣药：干姜、细辛 |

续表

| 剂名 | 功用 | 主治 | 组成 |
| --- | --- | --- | --- |
| 止嗽散 | 宣利肺气，疏风止咳 | 风邪犯肺证 | 止嗽散用桔甘前，紫菀荆陈百部研<br>止咳化痰兼透表，姜汤调服不用煎 |

**考点** 辛凉解表剂

| 剂名 | 功用 | 主治 | 组成 |
| --- | --- | --- | --- |
| 银翘散 | 辛凉透表，清热解毒 | 温病初起 | 银翘散主上焦疴，竹叶荆牛豉薄荷，甘桔芦根凉解法，轻宣温热煮无过 |
| 麻杏石甘汤 | 辛凉疏表，清肺平喘 | 外感风邪，邪热壅肺证 | 麻黄、杏仁、炙甘草、石膏 |
| 桑菊饮 | 疏风清热，宣肺止咳 | 风温初起，表热轻证 | 桑菊饮中桔杏翘，芦根甘草薄荷饶，清疏肺卫轻宣剂，风温咳嗽服之消 |

**考点** 扶正解表剂

| 剂名 | 功用 | 主治 | 组成 |
| --- | --- | --- | --- |
| 败毒散 | 散寒祛湿，益气解表 | 气虚，外感风寒湿表证 | 人参败毒茯苓草，枳桔柴前羌独芎，薄荷少许姜三片，四时感冒有奇功 |

# 第三单元　泻下剂

## 考点　泻下剂★

| 分类 | 剂名 | 功用 | 主治 | 组成 |
| --- | --- | --- | --- | --- |
| 寒下剂 | 大承气汤 | 峻下热结 | ①阳明腑实证。②热结旁流证。③里实热证之热厥、痉病或发狂 | 大黄、芒硝、枳实、厚朴 |
| | 大黄牡丹汤 | 泄热破瘀，散结消肿 | 肠痈初起，湿热瘀滞证 | 金匮大黄牡丹汤，桃仁芒硝瓜子襄 |
| 温下剂 | 温脾汤 | 攻下冷积，温补脾阳 | 阳虚寒积证 | 温脾附子大黄硝，当归干姜人参草 |
| 润下剂 | 麻子仁丸 | 润肠泄热，行气通便 | 胃肠燥热，脾约便秘证 | 麻子仁丸小承气，杏芍麻仁治便秘，胃热津亏解便难，润肠通便脾约济 |
| | 济川煎 | 温肾益精，润肠通便 | 肾阳虚弱，精津不足证 | 济川归膝肉苁蓉，泽泻升麻枳壳从 |
| 逐水剂 | 十枣汤 | 攻逐水饮 | ①悬饮。②水肿 | 芫花、甘遂、京大戟、大枣 |

# 第四单元　和解剂

## 考点　和解少阳剂★

| 剂名 | 功用 | 主治 | 组成 |
|---|---|---|---|
| 小柴胡汤 | 和解少阳 | ①伤寒少阳证。②热入血室证。③疟疾、黄疸等少阳证者 | 小柴胡汤和解功，半夏人参甘草从，更加黄芩生姜枣，少阳百病此方宗 |
| 大柴胡汤 | 和解少阳，内泻热结 | 少阳阳明合病 | 大柴胡汤用大黄，枳实芩夏白芍将，煎加姜枣表兼里，妙法内攻并外攘 |
| 蒿芩清胆汤 | 清胆利湿，和胃化痰 | 少阳湿热证 | 蒿芩清胆枳竹茹，陈夏茯苓加碧玉 |

## 考点　调和肝脾剂、调和肠胃剂

| 分类 | 剂名 | 功用 | 主治 | 组成 |
|---|---|---|---|---|
| 调和肝脾剂 | 逍遥散 | 疏肝解郁，养血健脾 | 肝郁血虚脾弱证 | 逍遥散中当归芍，柴苓术草加姜薄 |
| | 痛泻要方 | 补脾柔肝，祛湿止泻 | 脾虚肝旺之痛泻证 | 痛泻要方用陈皮，术芍防风共成剂 |

续表

| 分类 | 剂名 | 功用 | 主治 | 组成 |
|---|---|---|---|---|
| 调和肠胃剂 | 半夏泻心汤 | 寒热平调，消痞散结 | 寒热错杂之痞证 | 半夏泻心黄连芩，干姜草枣人参行 |

## 第五单元　清热剂

**考点**　清气分热剂、清营凉血剂★

| 分类 | 剂名 | 功用 | 主治 | 组成 |
|---|---|---|---|---|
| 清气分热 | 白虎汤 | 清热生津 | 阳明气分热盛 | 石膏、知母、炙甘草、粳米 |
| | 竹叶石膏汤 | 清热生津，益气养胃 | 气津两伤证 | 竹叶石膏汤人参，麦冬半夏竹叶灵，甘草生姜兼粳米，暑烦热渴脉虚寻 |
| 清营凉血 | 清营汤 | 清营解毒，透热养阴 | 邪热入营 | 犀地银翘玄连竹、丹麦清热更护阴 |

### 考点 清热解毒剂

| 剂名 | 功用 | 主治 | 组成 |
|---|---|---|---|
| 黄连解毒汤 | 泻火解毒 | 三焦火毒证 | 黄连解毒汤四味，黄柏黄芩栀子备 |
| 清瘟败毒饮 | 清热解毒，凉血泻火 | 瘟疫热毒，气血两燔证 | 清瘟败毒地连芩，丹石栀甘竹叶寻，犀角玄翘知芍桔，瘟邪泻毒亦滋阴 |
| 普济消毒饮 | 清热解毒，疏风散邪 | 大头瘟 | 普济消毒芩连鼠，玄参甘桔板蓝根，升柴马勃连翘陈，薄荷僵蚕为末咀，或加人参及大黄，大头天行力能御 |
| 仙方活命饮 | 清热解毒，消肿溃坚，活血止痛 | 阳证痈疡肿毒初起 | 仙方活命金银花，防芷归陈草芍加，贝母天花兼乳没，穿山皂刺酒煎佳，一切痈毒能溃散，溃后忌服用勿差 |

### 考点 清脏腑热剂★

| 剂名 | 功用 | 主治 | 组成 |
|---|---|---|---|
| 导赤散 | 清心养阴利水 | 心经火热证 | 导赤生地与木通，草梢竹叶四般攻 |
| 龙胆泻肝汤 | 清泻肝胆实火，清利肝经湿热 | ①肝胆实火上炎证。②肝经湿热下注证 | 龙胆泻肝栀芩柴，生地车前泽泻偕，木通甘草当归合，肝经湿热力能排 |

续表

| 剂名 | 功用 | 主治 | 组成 |
| --- | --- | --- | --- |
| 泻白散 | 泻肺清热，止咳平喘 | 肺热咳喘证 | 泻白桑皮地骨皮，甘草粳米四般宜 |
| 清胃散 | 清胃凉血 | 胃火牙痛 | 清胃散用升麻连，当归生地牡丹全 |
| 玉女煎 | 清胃热，滋肾阴 | 胃热阴虚证 | 玉女石膏熟地黄，知母麦冬牛膝襄 |
| 葛根芩连汤 | 解表清里 | 协热下利证 | 葛根黄芩黄连汤，甘草四般治二阳 |
| 芍药汤 | 清热燥湿，调气和血 | 湿热痢疾 | 芍药芩连与锦纹，桂甘槟木及归身 |
| 白头翁汤 | 清热解毒，凉血止痢 | 热毒痢疾 | 白头翁汤治热痢，黄连黄柏佐秦皮 |

**考点　清虚热剂**

| 剂名 | 功用 | 主治 | 组成 |
| --- | --- | --- | --- |
| 当归六黄汤 | 滋阴泻火，固表止汗 | 阴虚火旺之盗汗 | 当归六黄二地黄，芪芩连柏共煎尝 |
| 青蒿鳖甲汤 | 养阴透热 | 温病后期，邪伏阴分 | 青蒿鳖甲知地丹 |

## 第六单元　祛暑剂

### 考点　祛暑剂★

| 剂名 | 功用 | 主治 | 组成 |
|---|---|---|---|
| 香薷散 | 祛暑解表，化湿和中 | 阴暑证 | 三物香薷豆朴先，散寒化湿功效兼，若益银翘豆易花，新加香薷祛暑煎 |
| 新加香薷饮 | 祛暑解表，清热化湿 | 暑温夹湿，复感外寒证 | |
| 六一散 | 清暑利湿 | 暑湿证 | 滑石、甘草 |
| 清暑益气汤 | 清暑益气，养阴生津 | 暑热气津两伤证 | 王氏清暑益气汤，西瓜翠衣荷梗襄，知麦石斛西洋参，黄连竹叶草粳方 |

## 第七单元　温里剂

### 考点　温中祛寒剂★

| 剂名 | 功用 | 主治 | 组成 |
|---|---|---|---|
| 理中丸 | 温中祛寒，补气健脾 | ①脾胃虚寒证。②阳虚失血证。③脾胃虚寒之胸痹。④病后多涎唾。⑤小儿慢惊 | 理中丸主理中乡，甘草人参术干姜 |

续表

| 剂名 | 功用 | | 主治 | 组成 |
|---|---|---|---|---|
| 小建中汤 | 温中补虚 | 和里缓急 | 中焦虚寒，肝脾不和证 | 小建中汤芍药多，桂枝甘草姜枣和，更加饴糖补中脏 |
| 吴茱萸汤 | | 降逆止呕 | 肝寒犯胃或中虚胃寒证 | 吴茱萸、人参、大枣、生姜 |

**考点** 回阳救逆剂、温经散寒剂

| 分类 | 剂名 | 功用 | 主治 | 组成 |
|---|---|---|---|---|
| 回阳救逆剂 | 四逆汤 | 回阳救逆 | 心肾阳衰寒厥证 | 附子、炙甘草、干姜 |
| 温经散寒剂 | 当归四逆汤 | 温经散寒，养血通脉 | 血虚寒厥证 | 当归四逆用桂芍，细辛通草甘大枣 |
| | 黄芪桂枝五物汤 | 益气温经，和血通痹 | 血痹 | 黄芪、芍药、桂枝、生姜、大枣 |
| | 阳和汤 | 温阳补血，散寒通滞 | 阴疽 | 阳和熟地鹿角胶，姜炭肉桂麻芥草 |

# 第八单元　补益剂

## 考点　补气剂★

| 剂名 | 功用 | 主治 | 组成 |
|---|---|---|---|
| 四君子汤 | 益气健脾 | 脾胃气虚证 | 人参、白术、茯苓、炙甘草 |
| 参苓白术散 | 益气健脾，渗湿止泻 | 脾虚湿盛证 | 参苓白术扁豆陈，山药甘莲砂薏仁，桔梗上浮兼保肺，枣汤调服益脾神 |
| 补中益气汤 | 补中益气，升阳举陷 | ①气虚发热证。②脾虚气陷证 | 补中益气芪术陈，升柴参草当归身 |
| 玉屏风散 | 益气固表止汗 | 表虚自汗 | 防风、黄芪、白术 |
| 生脉散 | 益气生津，敛阴止汗 | ①温热、暑热，耗气伤阴证。②久咳伤肺，气阴两虚证 | 人参、麦冬、五味子 |
| 完带汤 | 补脾疏肝，化湿止带 | 脾虚肝郁，湿浊带下 | 完带汤中用白术，山药人参白芍辅，苍术车前黑芥穗，陈皮甘草与柴胡 |

**考点　补血剂、气血双补剂**

| 分类 | 剂名 | 功用 | 主治 | 组成 |
|---|---|---|---|---|
| 补血剂 | 四物汤 | 补血调血 | 营血虚滞证 | 当归、川芎、白芍、熟地黄 |
| | 当归补血汤 | 补气生血 | 血虚阳浮发热证 | 黄芪、当归 |
| | 归脾汤 | 益气补血，健脾养心 | ①心脾气血两虚证。②脾不统血证 | 归脾汤用术参芪，归草茯神远志随，酸枣木香龙眼肉，煎加姜枣益心脾 |
| 气血双补剂 | 炙甘草汤 | 益气滋阴，通阳复脉 | ①阴血阳气虚弱，心脉失养证。②虚劳肺痿 | 炙甘草汤参姜桂，麦冬生地火麻仁，大枣阿胶加酒服，虚劳肺痿效如神 |

**考点　补阴剂、补阳剂、阴阳双补剂**

| 分类 | 剂名 | 功用 | 主治 | 组成 |
|---|---|---|---|---|
| 补阴剂 | 六味地黄丸 | 滋补肝肾 | 肝肾阴虚证 | 六味地黄益肾肝，茱薯丹泽地苓专 |
| | 一贯煎 | 滋阴疏肝 | 肝肾阴虚，肝气郁滞证 | 一贯煎中用地黄，沙参枸杞麦冬襄，当归川楝水煎服，阴虚肝郁是妙方 |

续表

| 分类 | 剂名 | 功用 | 主治 | 组成 |
|---|---|---|---|---|
| 补阳剂 | 肾气丸 | 补肾助阳 | 肾阳不足证 | 六味地黄丸+桂附（贵妇）；桂枝体现“阴中求阳、少火生气” |
| 阴阳双补 | 地黄饮子 | 滋肾阴，补肾阳，化痰开窍 | 下元虚衰，痰浊上泛之喑痱证 | 地黄饮子山茱斛，麦味菖蒲远志茯，苁蓉桂附巴戟天，少入薄荷姜枣服 |

# 第九单元　固涩剂

## 考点　固表止汗剂

| 剂名 | 功用 | 主治 | 组成 |
|---|---|---|---|
| 牡蛎散 | 敛阴止汗，益气固表 | 体虚自汗、盗汗证 | 黄芪、麻黄根、煅牡蛎、小麦 |

## 考点　涩肠固脱剂

| 剂名 | 功用 | 主治 | 组成 |
|---|---|---|---|
| 真人养脏汤 | 涩肠固脱，温补脾肾 | 久泻久痢，脾胃虚寒证 | 真人养脏木香诃，当归肉蔻与粟壳，术芍参桂甘草共，脱肛久痢服之瘥 |

续表

| 剂名 | 功用 | 主治 | 组成 |
| --- | --- | --- | --- |
| 四神丸 | 温肾暖脾，固肠止泻 | 脾肾阳虚之肾泻证 | 四神故纸吴茱萸，肉蔻五味四般齐，大枣生姜同煎合，五更肾泻最相宜 |

**考点** 涩精止遗剂、固崩止带剂

| 分类 | 剂名 | 功用 | 主治 | 组成 |
| --- | --- | --- | --- | --- |
| 涩精止遗剂 | 桑螵蛸散 | 调补心肾，固精止遗 | 心肾两虚证 | 桑螵蛸散龙龟甲，参归茯神菖远合 |
| 固崩止带剂 | 固冲汤 | 固冲摄血，益气健脾 | 脾肾亏虚，冲脉不固证 | 固冲汤中芪术龙，牡蛎海蛸五倍同，茜草山萸棕炭芍，益气止血治血崩 |

## 第十单元 安神剂

**考点** 重镇安神剂、滋养安神剂★

| 分类 | 剂名 | 功用 | 主治 | 组成 |
| --- | --- | --- | --- | --- |
| 重镇安神剂 | 朱砂安神丸 | 镇心安神，清热养血 | 心火亢盛，阴血不足证 | 朱砂安神东垣方，归连甘草合地黄 |

续表

| 分类 | 剂名 | 功用 | 主治 | 组成 |
| --- | --- | --- | --- | --- |
| 滋养安神剂 | 天王补心丹 | 滋阴清热，养血安神 | 阴虚血少，神志不安证 | 天王补心柏枣仁，二冬生地与归身，三参桔梗朱砂味，远志茯苓共养神。（三参：人参、丹参、玄参） |
| | 酸枣仁汤 | 养血安神，清热除烦 | 肝血不足，虚热内扰证 | 酸枣仁汤治失眠，川芎知草茯苓煎 |

## 第十一单元　开窍剂

### 考点　凉开剂与温开剂

| 分类 | 剂名 | 相同功用 | 鉴别功用 | 主治 |
| --- | --- | --- | --- | --- |
| 凉开剂 | 安宫牛黄丸 | 清热，开窍 | 豁痰，解毒 | 邪热内陷心包证 |
| | 紫雪 | | 息风止痉 | 温热病，热闭心包，热盛动风证 |
| | 至宝丹 | | 化浊，解毒 | 痰热内闭心包证 |
| 温开剂 | 苏合香丸 | 芳香开窍，行气止痛 | | 寒闭证 |

# 第十二单元 理气剂

## 考点 行气剂

| 剂名 | 功用 | 主治 | 组成 |
| --- | --- | --- | --- |
| 越鞠丸 | 行气解郁 | 六郁证 | 行气解郁越鞠丸，香附芎苍栀曲研 |
| 枳实薤白桂枝汤 | 通阳散结，祛痰下气 | 胸阳不振，痰气互结之胸痹 | 枳实、厚朴、薤白、桂枝、瓜蒌 |
| 半夏厚朴汤 | 行气散结，降逆化痰 | 梅核气 | 半夏厚朴与紫苏，茯苓生姜共煎服 |
| 天台乌药散 | 行气疏肝，散寒止痛 | 肝经气滞寒凝证 | 天台乌药木茴香，青姜巴豆制楝榔 |
| 暖肝煎 | 温补肝肾，行气止痛 | 肝肾不足，寒滞肝脉证 | 暖肝煎中桂茴香，归杞乌沉茯加姜 |

## 考点 降气剂

| 剂名 | 功用 | 主治 | 组成 |
| --- | --- | --- | --- |
| 苏子降气汤 | 降气平喘，祛痰止咳 | 上实下虚喘咳证 | 苏子降气祛痰方，夏朴前苏甘枣姜，肉桂纳气归调血，上实下虚痰喘康 |
| 旋覆代赭汤 | 降逆化痰，益气和胃 | 胃虚痰阻气逆证 | 旋覆代赭重用姜，半夏人参甘枣尝 |

# 第十三单元　理血剂

## 考点　活血祛瘀剂★

| 剂名 | 相同功用 | 鉴别功用 | 主治 | 组成 |
|---|---|---|---|---|
| 桃核承气汤 | 泄热逐瘀 | | 下焦蓄血证 | 桃核承气硝黄草，少佐桂枝温通妙 |
| 补阳还五汤 | 补气，活血，通络 | | 中风之气虚血瘀证 | 补阳还五赤芍芎，归尾通经佐地龙，四两黄芪为主药，血中瘀滞用桃红 |
| 血府逐瘀汤 | 活血 | 化瘀，行气止痛 | 胸中血瘀证 | 血府逐瘀生地桃，红花当归草赤芍，桔梗枳壳柴芎膝 |
| 复元活血汤 | | 祛瘀，疏肝通络 | 跌打损伤，瘀血阻滞证 | 复原活血用柴胡，大黄花粉桃红入，当归山甲与甘草 |
| 温经汤 | 养血 | 祛瘀，温经散寒 | 冲任虚寒，瘀血阻滞证 | 温经汤用萸桂芎，归芍丹皮姜夏冬，参草益脾胶养血 |
| 生化汤 | | 活血，温经止痛 | 血虚寒凝，瘀血阻滞 | 生化汤是产后方，归芎桃草酒炮姜 |

**考点　止血剂**

| 剂名 | 相同功用 | 鉴别功用 | 主治 | 组成 |
|---|---|---|---|---|
| 咳血方 | 凉血止血 | 清肝宁肺 | 肝火犯肺之咳血证 | 咳血方中诃子收，瓜蒌海粉山栀投，青黛蜜丸口噙化，咳嗽痰血服之瘳 |
| 小蓟饮子 | | 利水通淋 | 热结下焦之血淋、尿血 | 小蓟生地藕蒲黄，滑竹通栀归草襄 |
| 十灰散 | | | 血热妄行之上部出血证 | 十灰散用大小蓟，荷柏茅茜棕丹皮，山栀大黄俱为灰，上部出血此方宜 |
| 槐花散 | 清肠止血，疏风行气 | | 风热湿毒，壅遏肠道，损伤血络证 | 槐花、侧柏叶、荆芥穗、枳壳 |
| 黄土汤 | 温阳健脾，养血止血 | | 脾阳不足，脾不统血证 | 黄土汤中芩地黄，术附阿胶甘草尝 |

# 第十四单元　治风剂

## 考点　疏散外风剂

| 剂名 | 功用 | 主治 | 组成 |
|---|---|---|---|
| 消风散 | 疏风除湿，清热养血 | 风毒湿热之风疹、湿疹 | 消风散中有荆防，蝉蜕胡麻苦参苍，知膏蒡通归地草，风疹湿疹服之康 |
| 川芎茶调散 | 疏风止痛 | 外感风邪头痛 | 川芎茶调散荆防，辛芷薄荷甘草羌 |

## 考点　平息内风剂

| 剂名 | 功用 | 主治 | 组成 |
|---|---|---|---|
| 羚角钩藤汤 | 凉肝息风，增液舒筋 | 肝热生风证 | 俞氏羚角钩藤汤，桑叶菊花鲜地黄，芍草茯神川贝茹，凉肝增液定风方 |
| 镇肝熄风汤 | 镇肝息风，滋阴潜阳 | 类中风 | 张氏镇肝熄风汤，龙牡龟牛制亢阳，代赭天冬元芍草，茵陈川楝麦芽襄 |
| 天麻钩藤饮 | 平肝息风，清热活血，补益肝肾 | 肝阳偏亢，肝风上扰证 | 天麻钩藤益母桑，栀芩清热决潜阳，杜仲牛膝益肾损，茯神夜交安眠良 |

续表

| 剂名 | 功用 | 主治 | 组成 |
| --- | --- | --- | --- |
| 大定风珠 | 滋阴息风 | 阴虚风动证 | 大定风珠鸡子黄，麦地胶芍草麻仁，三甲并同五味子，滋阴息风是妙方 |

## 第十五单元　治燥剂

### 考点　轻宣外燥剂

| 剂名 | 功用 | 主治 | 组成 |
| --- | --- | --- | --- |
| 杏苏散 | 轻宣凉燥，理肺化痰 | 外感凉燥证 | 杏苏散内夏陈前，枳桔苓草姜枣研 |
| 清燥救肺汤 | 清燥润肺，益气养阴 | 燥热伤肺，气阴两伤证 | 清燥救肺参草杷，石膏胶杏麦胡麻，经霜收下冬桑叶，清燥润肺效堪夸 |
| 桑杏汤 | 清宣温燥，润肺止咳 | 外感温燥证 | 桑杏汤中象贝宜，沙参栀豉与梨皮 |

### 考点　滋阴润燥剂★

| 剂名 | 功用 | 主治 | 组成 |
| --- | --- | --- | --- |
| 麦门冬汤 | 滋养肺胃，降逆下气 | ①虚热肺痿。②胃阴不足 | 麦门冬汤用人参，草枣粳米半夏存。（麦冬：半夏 =7：1） |

续表

| 剂名 | 功用 | 主治 | 组成 |
| --- | --- | --- | --- |
| 增液汤 | 增液润燥 | 阳明温病，津亏便秘证 | 玄参、麦冬、生地黄 |
| 养阴清肺汤 | 养阴清肺，解毒利咽 | 白喉之阴虚燥热证 | 养阴清肺是妙方，玄参草芍冬地黄，薄荷贝母丹皮入，时疫白喉急煎尝 |
| 百合固金汤 | 滋养肺肾，止咳化痰 | 肺肾阴亏，虚火上炎证 | 百合固金二地黄，玄参贝母桔甘藏，麦冬芍药当归配，喘咳痰血肺家伤 |





## 第十六单元　祛湿剂

### 考点　燥湿和胃剂

| 剂名 | 功用 | 主治 | 组成 |
| --- | --- | --- | --- |
| 平胃散 | 燥湿运脾，行气和胃 | 湿滞脾胃证 | 平胃散用朴陈皮，苍术甘草姜枣齐 |
| 藿香正气散 | 解表化湿，理气和中 | 外感风寒，内伤湿滞证 | 藿香正气大腹苏，甘桔陈苓术朴俱，夏曲白芷加姜枣，感伤岚瘴并能驱 |

## 考点　清热祛湿剂★

| 剂名 | 相同功用 | 鉴别功用 | 主治 | 组成 |
| --- | --- | --- | --- | --- |
| 茵陈蒿汤 | 清热利湿 | 退黄 | 湿热黄疸证 | 茵陈、栀子、大黄 |
| 三仁汤 | | 宣畅气机 | 湿温初起或暑温夹湿之湿重于热证 | 三仁杏蔻薏苡仁，朴夏白通滑竹伦 |
| 甘露消毒丹 | | 化浊，解毒 | 湿温时疫，邪在气分，湿热并重证 | 甘露消毒蔻藿香，茵陈滑石木通菖，芩翘贝母射干薄，暑疫湿温为末尝 |
| 八正散 | 清热泻火，利水通淋 | | 湿热淋证 | 八正木通与车前，萹蓄大黄滑石研，草梢瞿麦兼栀子，煎加灯草痛淋蠲 |

## 考点　利水渗湿剂

| 剂名 | 相同功用 | 鉴别功用 | 主治 | 组成 |
| --- | --- | --- | --- | --- |
| 五苓散 | 利水 | 渗湿，温阳化气 | 膀胱气化不利之蓄水证 | 五苓散治太阳腑，白术泽泻猪茯苓，桂枝化气兼解表，小便通利水饮逐 |
| 猪苓汤 | | 清热，养阴 | 水热互结证 | 猪苓汤内有茯苓，泽泻阿胶滑石并 |
| 防己黄芪汤 | 益气祛风，健脾利水 | | 表虚之风水或风湿 | 防己、黄芪、白术、甘草、生姜、大枣 |

## 考点 温化寒湿剂

| 剂名 | 相同功用 | 鉴别功用 | 主治 | 组成 |
| --- | --- | --- | --- | --- |
| 真武汤 | 温阳，利水 | | 阳虚水泛证 | 真武汤壮肾中阳，茯苓术芍附生姜 |
| 实脾散 | | 健脾，行气 | 脾肾阳虚，水气内停之阴水 | 实脾苓术与木瓜，甘草木香大腹加，草果附姜兼厚朴，虚寒阴水效堪夸 |
| 苓桂术甘汤 | 温阳化饮，健脾利湿 | | 中阳不足之痰饮 | 茯苓、桂枝、白术、炙甘草 |

## 考点 祛风胜湿剂

| 剂名 | 功用 | 主治 | 组成 |
| --- | --- | --- | --- |
| 独活寄生汤 | 祛风湿，止痹痛，益肝肾，补气血 | 痹证日久，肝肾两虚，气血不足证 | 独活寄生艽防辛，芎归地芍桂苓均，杜仲牛膝人参草，冷风顽痹屈能伸 |

# 第十七单元　祛痰剂

## 考点　燥湿化痰剂、润燥化痰剂

| 分类 | 剂名 | 相同功用 | 鉴别功用 | 主治 | 组成 |
|---|---|---|---|---|---|
| 燥湿化痰剂 | 二陈汤 | 燥湿化痰，理气和中 | | 湿痰证 | 二陈汤用半夏陈，苓草梅姜一并存 |
| | 温胆汤 | 理气化痰 | 和胃利胆 | 胆郁痰扰证 | 温胆夏茹枳陈助，佐以茯草姜枣煮 |
| 润燥化痰剂 | 贝母瓜蒌散 | | 润肺清热 | 燥痰咳嗽 | 贝母瓜蒌臣花粉，橘红茯苓加桔梗 |

## 考点　清热化痰剂、化痰息风剂

| 分类 | 剂名 | 功用 | 主治 | 组成 |
|---|---|---|---|---|
| 清热化痰剂 | 清气化痰丸 | 清热化痰，理气止咳 | 痰热咳嗽 | 清气化痰胆星蒌，夏芩杏陈枳实投，茯苓姜汁糊丸服 |
| 化痰息风剂 | 半夏白术天麻汤 | 化痰息风，健脾祛湿 | 风痰上扰证 | 半夏白术天麻汤，苓草橘红枣生姜 |

## 第十八单元　消食剂

### 考点　消食化滞剂、健脾消食剂★

| 分类 | 剂名 | 功用 | 主治 | 组成 |
|---|---|---|---|---|
| 消食化滞剂 | 保和丸 | 消食和胃 | 食滞胃脘证 | 保和神曲与山楂，苓夏陈翘菔子加 |
| | 枳实导滞丸 | 消导化积，清热利湿 | 湿热食积证 | 枳实导滞首大黄，芩连曲术茯苓襄，泽泻蒸饼糊丸服，湿热积滞力能攘 |
| | 木香槟榔丸 | 行气导滞，攻积泄热 | 积滞内停，湿蕴生热证 | 木香槟榔青陈皮，黄柏黄连莪术齐，大黄黑丑兼香附，泻痢后重热滞宜 |
| 健脾消食剂 | 健脾丸 | 健脾和胃，消食止泻 | 脾虚食积证 | 健脾参术苓草陈，肉蔻香连合砂仁，楂肉山药曲麦炒，消补兼施不伤正 |

## 第十九单元　驱虫剂

| 剂名 | 功用 | 主治 | 组成 |
|---|---|---|---|
| 乌梅丸 | 温脏安蛔 | 脏寒蛔厥证 | 乌梅丸用细辛桂，人参附子椒姜继，黄连黄柏及当归，温脏安蛔寒厥剂 |

# 第五章　中医内科学

## 第一单元　感冒

### 考点　感冒的辨证论治

| 分类 | 证型 | 证候 | 治法 | 方药 |
|---|---|---|---|---|
| 常人感冒 | 风寒束表证 | 恶寒重，发热轻，无汗，头痛 | 辛温解表 | 荆防达表汤或荆防败毒散 |
| | 风热犯表证 | 身热较著，微恶风，流黄浊涕 | 辛凉解表 | 银翘散或葱豉桔梗汤 |
| | 暑湿伤表证 | 身热，微恶风，肢体酸重或疼痛，心烦口渴，渴不多饮 | 清暑祛湿解表 | 新加香薷饮 |
| 虚体感冒 | 气虚感冒证 | 恶寒较甚，发热，咳痰无力，神疲体倦，反复易感 | 益气解表 | 参苏饮 |
| | 阴虚感冒证 | 身热，微恶风寒，口干咽燥，舌红少苔，脉细数 | 滋阴解表 | 加减葳蕤汤 |

### 考点　感冒与风温早期的鉴别

| 鉴别要点 | 感冒 | 风温感冒 |
| --- | --- | --- |
| 发热 | 一般不高或不发热，多能汗出热退，脉静身凉 | 寒战发热甚至高热，汗出后热虽暂降，但脉数不静，身热旋即复起 |
| 病势 | 轻 | 急骤 |
| 传变 | 不传变 | 传变入里（可出现神志昏迷、惊厥、谵妄等） |

## 第二单元　咳嗽




### 考点　咳嗽的辨证论治★

| 分类 | 证型 | 证候 | 治法 | 方药 |
| --- | --- | --- | --- | --- |
| 外感咳嗽 | 风寒袭肺证 | 咳嗽声重，气急，鼻塞，流清涕，恶寒发热，无汗 | 疏风散寒，宣肺止咳 | 三拗汤 + 止嗽散 |
| | 风热犯肺证 | 咳嗽频剧，咳时汗出，气粗，鼻流黄涕，恶风，身热 | 疏风清热，宣肺止咳 | 桑菊饮 |
| | 风燥伤肺证 | 唇鼻干燥，身热，微寒 | 疏风清肺，润燥止咳 | 桑杏汤 |

续表

| 分类 | 证型 | 证候 | 治法 | 方药 |
| --- | --- | --- | --- | --- |
| 内伤咳嗽 | 痰湿蕴肺证 | 咳嗽反复发作，咳声重浊，痰多，食少，体倦，便溏 | 燥湿化痰，理气止咳 | 二陈平胃散＋三子养亲汤 |
| | 肝火犯肺证 | 咳逆阵作，咽干口苦，随情绪波动增减 | 清肺泻肝，顺气降火 | 黛蛤散＋加减泻白散 |
| | 肺阴亏耗证 | 干咳，痰中带血，颧红，潮热，盗汗 | 滋阴润肺，化痰止咳 | 沙参麦冬汤 |

## 第三单元　哮病

**考点**　哮病的辨证论治★

| 分期 | 证型 | 证候 | 治法 | 方药 |
| --- | --- | --- | --- | --- |
| 发作期 | 冷哮证 | 喉中哮鸣如水鸡声，形寒怕冷 | 宣肺散寒，化痰平喘 | 射干麻黄汤或小青龙汤 |
| | 热哮证 | 喉中痰鸣如吼，口苦，口渴喜饮 | 清热宣肺，化痰定喘 | 定喘汤或越婢加半夏汤 |

续表

| 分期 | 证型 | 证候 | 治法 | 方药 |
| --- | --- | --- | --- | --- |
| 缓解期 | 肺脾气虚证 | 有哮喘反复发作史。气短声低，自，汗怕风，食少便溏 | 健脾益气，补土生金 | 六君子汤 |
| | 肺肾两虚证 | 有哮喘发作史。脑转耳鸣，腰酸腿软，不耐劳累，或五心烦热，颧红，口干 | 补肺益肾 | 生脉地黄汤＋金水六君煎 |

## 第四单元　喘证




**考点**　喘证的辨证论治

| 分类 | 证型 | 证候 | 治法 | 方药 |
| --- | --- | --- | --- | --- |
| 实喘 | 风寒壅肺证 | 喘息咳逆，呼吸急促，胸部胀闷，痰多稀薄而带泡沫，色白质黏，恶寒，或有发热 | 宣肺散寒 | 麻黄汤＋华盖散 |
| | 表寒肺热证 | 喘逆上气，胸胀或痛，息粗鼻扇，形寒，身热 | 解表清理，化痰平喘 | 麻杏石甘汤 |

续表

| 分类 | 证型 | 证候 | 治法 | 方药 |
| --- | --- | --- | --- | --- |
| 实喘 | 痰浊阻肺证 | 喘而胸满闷塞，甚则胸盈仰息，咳嗽痰多黏腻色白，咯吐不利，口黏不渴 | 祛痰降逆，宣肺平喘 | 二陈汤 + 三子养亲汤 |
| | 肺气郁痹证 | 喘促症状遇情志刺激而诱发，息粗气憋，咽中如窒，喉中痰鸣不著 | 开郁降气平喘 | 五磨饮子 |
| 虚喘 | 肺气虚耗证 | 喘促短气，气怯声低，咳声低弱，自汗畏风 | 补肺益气养阴 | 生脉散 + 补肺汤 |
| | 肾虚不纳证 | 喘促日久，动则喘甚，呼多吸少，气不得续，汗出肢冷 | 补肾纳气 | 金匮肾气丸 + 参蛤散 |

## 第五单元　肺痈

### 考点　肺痈的辨证论治★

| 分期 | 证候 | 治法 | 方药 |
| --- | --- | --- | --- |
| 初期 | 恶寒发热，咳嗽，咯白色黏痰，痰量日渐增多，胸痛，口干鼻燥 | 疏风散热，清肺化痰 | 银翘散 |

续表

| 分期 | 证候 | 治法 | 方药 |
|---|---|---|---|
| 成痈期 | 身热转甚，时时振寒，继则壮热，汗出烦躁，咳嗽气急，胸痛，咳吐浊痰，呈黄绿色 | 清肺解毒，化瘀消痈 | 千金苇茎汤 + 如金解毒散 |
| 溃脓期 | 咳吐大量脓痰，腥臭异常，有时咳血，胸中烦满而痛，身热面赤 | 排脓解毒 | 加味桔梗汤 |
| 恢复期 | 身热渐退，咳嗽减轻，咯吐脓痰渐少，臭味亦淡，痰液转为清稀，精神渐振，或午后潮热，或痰液一度清稀而复转臭浊，迁延不愈 | 清养补肺 | 沙参清肺汤或桔梗杏仁煎 |



## 第六单元　心悸

### 考点　心悸的辨证论治

| 证型 | 证候 | 治法 | 方药 |
|---|---|---|---|
| 心虚胆怯证 | 心悸不宁，善惊易恐，坐卧不安，不寐多梦而易惊醒 | 镇惊定志，养心安神 | 安神定志丸 |

续表

| 证型 | 证候 | 治法 | 方药 |
| --- | --- | --- | --- |
| 心血不足证 | 心悸气短，头晕目眩，失眠健忘，面色无华，倦怠乏力 | 补血养心，益气安神 | 归脾汤 |
| 阴虚火旺证 | 心悸易惊，心烦失眠，五心烦热，口干，盗汗，舌红少苔 | 滋阴清火，养心安神 | 天王补心丹 + 朱砂安神丸 |
| 心阳不振证 | 心悸不安，胸闷气短，面色苍白，形寒肢冷 | 温补心阳，安神定悸 | 桂枝甘草龙骨牡蛎汤 + 参附汤 |
| 水饮凌心证 | 心悸眩晕气急，渴不欲饮，下肢浮肿，尿少，形寒肢冷 | 振奋心阳，化气行水，宁心安神 | 苓桂术甘汤 |
| 瘀阻心脉证 | 心悸不安，胸闷不舒，心痛时作，痛如针刺，唇甲青紫 | 活血化瘀，理气通络 | 桃仁红花煎 + 桂枝甘草龙骨牡蛎汤 |

## 第七单元 胸痹

### 考点 胸痹的辨证论治★

| 证型 | 证候 | 治法 | 方药 |
|---|---|---|---|
| 心血瘀阻证 | 心胸疼痛，如刺如绞，痛有定处，入夜为甚 | 活血化瘀，通脉止痛 | 血府逐瘀汤 |
| 气滞心胸证 | 心胸满闷，隐痛阵发，痛有定处，时欲太息，情志不遂诱发或加重 | 疏肝理气，活血通络 | 柴胡疏肝散 |
| 痰浊闭阻证 | 胸闷重而心痛微，痰多气短，形体肥胖 | 通阳泄浊，豁痰宣痹 | 瓜蒌薤白半夏汤+涤痰汤 |
| 寒凝心脉证 | 猝然心痛如绞，心痛彻背，喘不得卧，遇寒而发，手足不温 | 辛温散寒，宣通心阳 | 瓜蒌薤白桂枝汤+当归四逆汤 |
| 气阴两虚证 | 心胸隐痛，时作时休，气短乏力 | 益气养阴，活血通脉 | 生脉散+人参养荣汤 |
| 心肾阳虚证 | 心悸而痛，胸闷气短，动则更甚，自汗，面色㿠白，神倦怯寒 | 温补阳气，振奋心阳 | 参附汤+右归饮 |

**考点** 胸痹与胃痛、真心痛的鉴别

| 鉴别要点 | 胸痹 | 胃痛 | 真心痛 |
|---|---|---|---|
| 部位 | 膻中，心前区，或左肩背、咽喉、胃脘部、左上臂内侧等部位 | 胃脘部 | 膻中，心前区，或左肩背、咽喉、胃脘部、左上臂内侧等部位 |
| 疼痛性质 | 闷痛 | 胀痛为主 | 剧痛 |
| 时间 | 几秒到几十分钟 | 持续时间较长 | 持续不解 |
| 休息或用药后 | 可缓解 | 可缓解 | 不能缓解 |

## 第八单元 不寐

**考点** 不寐的辨证论治

| 证型 | 证候 | 治法 | 方药 |
|---|---|---|---|
| 肝火扰心证 | 不寐多梦，甚则彻夜不眠，急躁易怒，头晕头胀，目赤耳鸣，口干而苦 | 疏肝泻火，镇心安神 | 龙胆泻肝汤 |
| 痰热扰心证 | 心烦不寐，胸闷脘痞，泛恶嗳气，口苦，头重，目眩 | 清化痰热，和中安神 | 黄连温胆汤 |

续表

| 证型 | 证候 | 治法 | 方药 |
| --- | --- | --- | --- |
| 心脾两虚证 | 不易入睡，多梦易醒，心悸健忘，神疲食少，腹胀便溏 | 补益心脾，养血安神 | 归脾汤 |
| 心肾不交证 | 心烦不寐，入睡困难，心悸多梦，头晕耳鸣，腰膝酸软，潮热盗汗，五心烦热 | 滋阴降火，交通心肾 | 六味地黄丸＋交泰丸 |
| 心胆气虚证 | 虚烦不寐，触事易惊，终日惕惕，胆怯心悸 | 益气镇惊，安神定志 | 安神定志丸＋酸枣仁汤 |

## 第九单元　癫狂

### 考点　癫证的辨证论治

<table>
<tr><th>证型</th><th colspan="2">证候</th><th>治法</th><th>方药</th></tr>
<tr><td>痰气郁结证</td><td rowspan="2">沉静独处</td><td>精神抑郁，表情淡漠，沉默痴呆，时时太息，喃喃自语，喜怒无常，秽洁不分</td><td>理气解郁，化痰醒神</td><td>逍遥散＋顺气导痰汤</td></tr>
<tr><td>心脾两虚证</td><td>神思恍惚，魂梦颠倒，心悸易惊，善悲欲哭</td><td>健脾益气，养心安神</td><td>养心汤＋越鞠丸</td></tr>
</table>

## 考点　狂证的辨证论治

| 证型 | 证候 | | 治法 | 方药 |
| --- | --- | --- | --- | --- |
| 痰火扰神证 | 动而多怒 | 突发狂乱无知，骂詈嚎叫，不避亲疏，逾垣上屋 | 清心泻火，涤痰醒神 | 生铁落饮 |
| 痰热瘀结证 | | 癫狂日久不愈，面色晦滞而秽，情绪躁扰不安，登高而歌，弃衣而走，舌质紫暗，有瘀斑 | 豁痰化瘀，调畅气血 | 癫狂梦醒汤 |
| 火盛阴伤证 | | 癫狂久延，时作时止，势已较缓，妄言妄为，呼之已能自制，但有疲惫之象 | 育阴潜阳，交通心肾 | 二阴煎＋琥珀养心丹 |

# 第十单元　痫病

## 考点　痫病的辨证论治

| 证型 | 证候 | 治法 | 方药 |
| --- | --- | --- | --- |
| 风痰痹阻证 | 发作前常有眩晕，头昏，心情不悦。突然跌倒，神志不清，抽搐吐涎，或伴尖叫与二便失禁，或短暂神志不清，双目发呆，茫然有所失，或精神恍惚而无抽搐 | 涤痰息风，开窍定痫 | 定痫丸 |

续表

<table>
<tr><th>证型</th><th colspan="2">证候</th><th>治法</th><th>方药</th></tr>
<tr><td>痰火扰神证</td><td colspan="2">昏仆抽搐，吐涎，或吼叫，平时急躁易怒，心烦失眠，口苦咽干</td><td>清热泻火，化痰开窍</td><td>龙胆泻肝汤＋涤痰汤</td></tr>
<tr><td>瘀阻脑络证</td><td colspan="2">平素头晕头痛，痛有定处，单侧肢体抽搐，或一侧面部抽动，口唇青紫</td><td>活血化瘀，息风通络</td><td>通窍活血汤</td></tr>
<tr><td>心脾两虚证</td><td rowspan="2">心悸，失眠</td><td>神疲乏力，体瘦纳呆，大便溏薄</td><td>补益气血，健脾宁心</td><td>六君子汤＋归脾汤</td></tr>
<tr><td>心肾亏虚证</td><td>耳轮枯焦，腰膝酸软</td><td>补益心肾，潜阳安神</td><td>左归丸＋天王补心丹</td></tr>
</table>

## 第十一单元　胃痛

### 考点　胃痛的辨证论治★

| 证型 | 证候 | 治法 | 方药 |
|---|---|---|---|
| 寒邪客胃证 | 胃痛暴作，恶寒喜暖，得温痛减 | 温胃散寒，行气止痛 | 良附丸 |

续表

| 证型 | 证候 | 治法 | 方药 |
| --- | --- | --- | --- |
| 饮食伤胃证 | 胃脘疼痛，胀满拒按，嗳腐吞酸，呕吐不消化食物 | 消食导滞，和胃止痛 | 保和丸 |
| 肝气犯胃证 | 胃脘胀痛，痛连两胁，遇烦恼则痛作或痛甚，善叹息 | 疏肝解郁，理气止痛 | 柴胡疏肝散 |
| 湿热中阻证 | 胃脘疼痛，痛势急迫，脘闷灼热，口干口苦，口渴而不欲饮 | 清化湿热，理气和胃 | 清中汤 |
| 胃阴亏虚证 | 胃脘隐隐灼痛，似饥而不欲食，口燥咽干，五心烦热 | 养阴益胃，和中止痛 | 一贯煎＋芍药甘草汤 |
| 瘀血停胃证 | 胃脘疼痛，如针刺，似刀割，痛有定处，入夜尤甚 | 化瘀通络，理气和胃 | 失笑散＋丹参饮 |
| 脾胃虚寒证 | 胃痛隐隐，喜温喜按，得食则缓，劳累或受凉后发作或加重 | 温中健脾，和胃止痛 | 黄芪建中汤 |

## 第十二单元 呕吐

### 考点 呕吐的辨证论治

| 证型 | 证候 | 治法 | 方药 |
|---|---|---|---|
| 外邪犯胃证 | 突然呕吐，发热恶寒 | 疏邪解表，化浊和中 | 藿香正气散 |
| 食滞内停证 | 呕吐酸腐，脘腹胀满 | 消食化滞，和胃降逆 | 保和丸 |
| 痰饮内阻证 | 呕吐清水痰涎，头眩心悸 | 温中化饮，和胃降逆 | 小半夏汤＋苓桂术甘汤 |
| 肝气犯胃证 | 呕吐吞酸，胸胁胀痛 | 疏肝理气，和胃降逆 | 四七汤 |
| 脾胃气虚证 | 恶心呕吐，食欲不振，食入难化，脘部痞闷，大便不畅 | 健脾益气，和胃降逆 | 香砂六君子汤 |
| 脾胃阳虚证 | 食多即吐，喜暖恶寒 | 温中健脾，和胃降逆 | 理中汤 |

续表

| 证型 | 证候 | 治法 | 方药 |
|---|---|---|---|
| 胃阴不足证 | 呕吐反复发作，或时作干呕，似饥而不欲食，口燥咽干 | 滋养胃阴，降逆止呕 | 麦门冬汤 |

## 第十三单元　腹痛

### 考点　腹痛的辨证论治★

| 证型 | 证候 | 治法 | 方药 |
|---|---|---|---|
| 寒邪内阻证 | 腹痛拘急，遇寒痛甚，得温痛减，口淡不渴，形寒肢冷 | 散寒温里，理气止痛 | 良附丸+正气天香散 |
| 湿热壅滞证 | 腹痛拒按，烦渴引饮，大便秘结，或溏滞不爽，潮热汗出，小便短黄 | 泄热通腑，行气导滞 | 大承气汤 |
| 肝郁气滞证 | 腹痛胀闷，痛无定处，痛引少腹，或兼痛窜两胁，时作时止 | 疏肝解郁，理气止痛 | 柴胡疏肝散 |
| 瘀血内停证 | 腹痛较剧，痛如针刺，痛处固定，经久不愈 | 活血化瘀，和络止痛 | 少腹逐瘀汤 |

续表

| 证型 | 证候 | 治法 | 方药 |
| --- | --- | --- | --- |
| 中脏虚寒证 | 腹痛绵绵，时作时止，喜温喜按，形寒肢冷，神疲乏力 | 温中补虚，缓急止痛 | 小建中汤 |

## 第十四单元　泄泻

### 考点　泄泻的辨证论治

| 证型 | 证候 | 治法 | 方药 |
| --- | --- | --- | --- |
| 寒湿内盛证 | 泄泻清稀，甚如水样 | 芳香化湿，解表散寒 | 藿香正气散 |
| 湿热伤中证 | 泄泻腹痛，泻下急迫，或泻而不爽，粪色黄褐，气味臭秽，肛门灼热 | 清热燥湿，分利止泻 | 葛根黄芩黄连汤 |
| 食滞肠胃证 | 腹痛肠鸣，泻下粪便臭如败卵，泻后痛减，脘腹胀满，嗳腐酸臭 | 消食导滞，和中止泻 | 保和丸 |
| 肝气乘脾证 | 腹痛而泻，腹中雷鸣，攻窜作痛，矢气频作，情志诱发 | 抑肝扶脾 | 痛泻要方 |

续表

| 证型 | 证候 | 治法 | 方药 |
|---|---|---|---|
| 脾胃虚弱证 | 大便时溏时泻，迁延反复，食少，食后脘闷不舒，稍进油腻食物，则大便次数增加 | 健脾益气，化湿止泻 | 参苓白术散 |
| 肾阳虚衰证 | 黎明前脐腹作痛，肠鸣即泻，完谷不化 | 温肾健脾，固涩止泻 | 四神丸 |

## 第十五单元 痢疾

### 考点 痢疾的辨证论治

| 证型 | 证候 | 治法 | 方药 |
|---|---|---|---|
| 湿热痢 | 痢下赤白脓血，黏稠如胶冻，腥臭，腹部疼痛，里急后重 | 清肠化湿，调和气血 | 芍药汤 |
| 疫毒痢 | 起病急骤，痢下鲜紫脓血，腹痛剧烈，后重感特著，壮热口渴 | 清热解毒，凉血除积 | 白头翁汤 |
| 寒湿痢 | 痢下赤白黏冻，白多赤少，或为纯白冻，腹痛拘急，里急后重 | 温中燥湿，调气和血 | 不换金正气散 |

续表

| 证型 | 证候 | 治法 | 方药 |
| --- | --- | --- | --- |
| 阴虚痢 | 痢下赤白，日久不愈，脓血黏稠，或下鲜血，脐下灼痛，虚坐努责，食少 | 养阴和营，清肠化湿 | 驻车丸 |
| 虚寒痢 | 痢下赤白清稀，无腥臭，或为白冻，甚则滑脱不禁，肛门坠胀，便后更甚 | 温补脾肾，收涩固脱 | 桃花汤 + 真人养脏汤 |
| 休息痢 | 下痢时发时止，迁延不愈，常因饮食不当、受凉、劳累而发 | 温中清肠，调气化滞 | 连理汤 |



## 第十六单元　便秘

### 考点　便秘的辨证论治

| 证型 | 证候 | 治法 | 方药 |
| --- | --- | --- | --- |
| 热秘 | 大便干结，腹胀腹痛，口干口臭，面红心烦 | 泄热导滞，润肠通便 | 麻子仁丸 |
| 气秘 | 大便干结，或不甚干结，欲便不得出，或便而不爽，肠鸣矢气，胸胁痞满 | 顺气导滞 | 六磨汤 |

续表

| 证型 | 证候 | 治法 | 方药 |
| --- | --- | --- | --- |
| 冷秘 | 大便艰涩，腹痛拘急，胀满拒按，胁下偏痛，手足不温，呃逆呕吐 | 温里散寒，通便止痛 | 温脾汤 |
| 气虚秘 | 大便并不干硬，虽有便意，但排便困难，用力努挣则汗出短气，便后乏力 | 益气润肠 | 黄芪汤 |
| 血虚秘 | 大便干结，面色无华，头晕目眩，心悸气短，健忘，口唇色淡 | 养血润燥 | 润肠丸 |
| 阴虚秘 | 大便干结，如羊屎状，形体消瘦，两颧红赤，潮热盗汗 | 滋阴通便 | 增液汤 |
| 阳虚秘 | 大便干或不干，排出困难，小便清长，面色㿠白，四肢不温 | 温阳通便 | 济川煎 |

# 第十七单元　胁痛

## 考点　胁痛的辨证论治★

| 证型 | 证候 | 治法 | 方药 |
| --- | --- | --- | --- |
| 肝郁气滞证 | 胁肋胀痛，走窜不定，疼痛因情志而增减，嗳气频作 | 疏肝理气 | 柴胡疏肝散 |
| 肝胆湿热证 | 胁肋重着或灼热疼痛，痛有定处，触痛明显，口苦口黏，胸闷纳呆 | 清热利湿 | 龙胆泻肝汤 |
| 瘀血阻络证 | 胁肋刺痛，痛有定处，痛处拒按，入夜痛甚 | 祛瘀通络 | 血府逐瘀汤或复元活血汤 |
| 肝络失养证 | 胁肋隐痛，悠悠不休，遇劳加重 | 养阴柔肝 | 一贯煎 |

# 第十八单元　黄疸

## 考点　黄疸的辨证论治★

<table>
<tr><th>分类</th><th>证型</th><th colspan="2">证候</th><th>治法</th><th>方药</th></tr>
<tr><td rowspan="4">阳黄</td><td>热重于湿证</td><td rowspan="3">身目俱黄，黄色鲜明</td><td>发热口渴，苔黄腻</td><td>清热通腑，利湿退黄</td><td>茵陈蒿汤</td></tr>
<tr><td>湿重于热证</td><td>头重身困，胸脘痞满</td><td>利湿化浊运脾，佐以清热</td><td>茵陈五苓散＋甘露消毒丹</td></tr>
<tr><td>胆腑郁热证</td><td>上腹、右胁胀闷疼痛</td><td>疏肝泄热，利胆退黄</td><td>大柴胡汤</td></tr>
<tr><td>疫毒炽盛证</td><td colspan="2">发病急骤，黄疸迅速加深</td><td>清热解毒，凉血开窍</td><td>千金犀角散</td></tr>
<tr><td>阴黄</td><td>寒湿阻遏证</td><td colspan="2">身目俱黄，黄色晦暗，脘腹痞胀，纳谷减少，大便不实，神疲畏寒</td><td>温中化湿，健脾和胃</td><td>茵陈术附汤</td></tr>
</table>

### 考点　黄疸消退后的调治

| 证型 | 治法 | 方药 |
| --- | --- | --- |
| 湿热留恋证 | 清利湿热 | 茵陈四苓散 |
| 肝脾不调证 | 调和肝脾，理气助运 | 柴胡疏肝饮或归芍六君子汤 |
| 气滞血瘀证 | 疏肝理气，活血化瘀 | 逍遥散 + 鳖甲煎丸 |

## 第十九单元　鼓胀

### 考点　鼓胀的辨证论治

| 证型 | 证候 | 治法 | 方药 |
| --- | --- | --- | --- |
| 气滞湿阻证 | 腹胀按之不坚，胁肋下胀满或疼痛，饮食减少，嗳气后稍减 | 疏肝理气，运脾利湿 | 柴胡疏肝散 + 胃苓汤 |
| 水湿困脾证 | 腹大胀满，按之如囊裹水，甚则颜面微浮，下肢浮肿，脘腹痞胀 | 温中健脾，行气利水 | 实脾饮 |
| 水热蕴结证 | 腹大坚满，脘腹胀急，烦热口苦，渴不欲饮，或身目发黄 | 清热利湿，攻下逐水 | 中满分消丸 + 茵陈蒿汤 |

续表

| 证型 | 证候 | 治法 | 方药 |
| --- | --- | --- | --- |
| 瘀结水留证 | 脘腹坚满，青筋显露，胁下癥结痛如针刺，面色晦暗黧黑 | 活血化瘀，行气利水 | 调营饮 |
| 阳虚水盛证 | 腹大胀满，形似蛙腹，朝缓暮急，肢冷浮肿 | 温补脾肾，化气利水 | 附子理苓汤或济生肾气丸 |
| 阴虚水停证 | 腹大胀满，或见青筋暴露，口干而燥，心烦失眠 | 滋肾柔肝，养阴利水 | 六味地黄丸＋一贯煎 |

**考点** 鼓胀与水肿的鉴别

| 鉴别要点 | 鼓胀 | 水肿 |
| --- | --- | --- |
| 病位 | 肝、脾、肾 | 肺、脾、肾 |
| 病机 | 气、血、水互结于腹中 | 水湿泛溢肌肤 |
| 主症 | 腹部胀大为主，四肢肿不明显 | 多从眼睑浮肿开始，继而延及头面及肢体，或下肢先肿，后及全身 |
| 兼症 | 晚期肢体浮肿，面色青晦，面颈部有血痣赤缕，胁下癥积坚硬，腹皮青筋显露 | 面色㿠白，腰酸倦怠 |

# 第二十单元　头痛

## 考点　外感头痛的辨证论治

| 证型 | 证候 | 治法 | 方药 |
|---|---|---|---|
| 风寒头痛 | 头痛连及项背，恶风畏寒 | 疏风散寒止痛 | 川芎茶调散 |
| 风热头痛 | 头痛而胀，发热或恶风，面红目赤 | 疏风清热和络 | 芎芷石膏汤 |
| 风湿头痛 | 头痛如裹，四肢困重，胸闷纳呆 | 祛风胜湿通窍 | 羌活胜湿汤 |

## 考点　内伤头痛的辨证论治

| 证型 | 证候 | 治法 | 方药 |
|---|---|---|---|
| 肝阳头痛 | 头昏胀痛，两侧为重，心烦易怒 | 平肝潜阳息风 | 天麻钩藤饮 |
| 肾虚头痛 | 头痛且空，眩晕耳鸣，腰膝酸软，神疲失眠 | 养阴补肾，填精生髓 | 大补元煎 |
| 血虚头痛 | 头痛隐隐，时时昏晕，心悸失眠，面色少华 | 养血滋阴，和络止痛 | 加味四物汤 |
| 痰浊头痛 | 头痛昏蒙，胸脘满闷，纳呆呕恶 | 健脾燥湿，化痰降逆 | 半夏白术天麻汤 |
| 瘀血头痛 | 头痛经久不愈，痛处固定不移，痛如锥刺 | 活血化瘀，通窍止痛 | 通窍活血汤 |

**考点** 外感头痛与内伤头痛的鉴别

| 鉴别要点 | 外感头痛 | 内伤头痛 |
|---|---|---|
| 病史 | 起居不慎、感受外邪 | 饮食劳倦、房事不节、病后体虚等 |
| 病势 | 较剧 | 较缓 |
| 起病 | 较急 | 缓慢 |
| 临床表现 | 掣痛、跳痛、灼痛、胀痛、重痛 | 隐痛、空痛、昏痛、痛处固定 |
| 时间 | 痛无休止 | 时作时止 |

## 第二十一单元 眩晕

**考点** 眩晕的辨证论治

| 证型 | 证候 | 治法 | 方药 |
|---|---|---|---|
| 肝阳上亢证 | 眩晕，耳鸣，头目胀痛，口苦，失眠多梦，急躁易怒，肢麻震颤 | 平肝潜阳，清火息风 | 天麻钩藤饮 |
| 气血亏虚证 | 眩晕动则加剧，劳累即发，面色淡白，神疲乏力，唇甲不华 | 补益气血，调养心脾 | 归脾汤 |

续表

| 证型 | 证候 | 治法 | 方药 |
| --- | --- | --- | --- |
| 肾精不足证 | 眩晕日久不愈，精神萎靡，腰酸膝软，颧红咽干，形寒肢冷 | 滋养肝肾，益精填髓 | 左归丸 |
| 痰浊中阻证 | 眩晕，头重昏蒙，胸闷恶心，食少多寐 | 化痰祛湿，健脾和胃 | 半夏白术天麻汤 |

## 第二十二单元　中风

### 考点　中经络的辨证论治★

<table>
<tr><th>证型</th><th colspan="2">证候</th><th>治法</th><th>方药</th></tr>
<tr><td>风痰入络证</td><td rowspan="3">意识清楚，口眼歪斜，语言不利，甚则半身不遂</td><td>肌肤不仁，手足麻木，口角流涎</td><td>祛风化痰通络</td><td>真方白丸子</td></tr>
<tr><td>风阳上扰证</td><td>平素头晕头痛，耳鸣目眩，舌强语謇，或手足重滞</td><td>平肝潜阳，活血通络</td><td>天麻钩藤饮</td></tr>
<tr><td>阴虚风动证</td><td>腰酸，手指瞤动</td><td>滋阴潜阳，息风通络</td><td>镇肝熄风汤</td></tr>
</table>

**考点　中脏腑的辨证论治**

<table>
<tr><th colspan="2">病证</th><th colspan="2">证候</th><th>治法</th><th>方药</th></tr>
<tr><td rowspan="3">闭证</td><td>痰热腑实证</td><td rowspan="3">昏不知人，牙关紧闭，口噤不开，两手握固，大小便闭，肢体强痉</td><td>心烦易怒，痰多而黏，舌质暗红，或有瘀斑</td><td>通腑泄热，息风化痰</td><td>桃仁承气汤</td></tr>
<tr><td>痰火瘀闭证</td><td>面赤身热，气粗口臭，躁扰不宁</td><td>息风清火，豁痰开窍</td><td>①羚角钩藤汤。②至宝丹或安宫牛黄丸以清心开窍。③可以醒脑静或清开灵注射液静滴</td></tr>
<tr><td>痰浊瘀闭证</td><td>面白唇暗，静卧不烦，四肢不温，痰涎壅盛</td><td>化痰息风，宣郁开窍</td><td>涤痰汤</td></tr>
<tr><td>脱证</td><td>脱证（阴竭阳亡）</td><td colspan="2">目合口张，鼻鼾息微，手撒肢冷，汗多，大小便自遗，肢体软瘫</td><td>回阳救阴，益气固脱</td><td>参附汤＋生脉散</td></tr>
</table>

**考点　中风恢复期的辨证论治**

| 证型 | 证候 | 治法 | 方药 |
|---|---|---|---|
| 风痰瘀阻 | 口眼歪斜，舌强语謇，肢体麻木 | 搜风化痰，行瘀通络 | 解语丹 |
| 气虚络瘀 | 肢体偏枯，肢软无力，面色萎黄 | 益气养血，化瘀通络 | 补阳还五汤 |
| 肝肾亏虚 | 半身不遂，患肢僵硬，拘挛变形，舌强不语，或肌肉萎缩 | 滋养肝肾 | 左归丸＋地黄饮子 |

**考点　中风与痫病、厥证的鉴别**

| | 中风 | 痫病 | 厥证 |
|---|---|---|---|
| 相同点 | 突然昏仆、不省人事 | | |
| 不同点 | 无四肢抽搐及口吐涎沫，有半身不遂等 | 四肢频抽而口吐白沫 | 发作时常伴有四肢逆冷，移时多可自行苏醒，醒后无半身不遂等 |

# 第二十三单元　水肿

## 考点　水肿的辨证论治

| 分类 | 证型 | 证候 | 治法 | 方药 |
|---|---|---|---|---|
| 阳水 | 风水相搏证 | 眼睑浮肿，继则四肢及全身皆肿，来势迅速，恶寒发热，小便不利 | 疏风清热，宣肺行水 | 越婢加术汤 |
| | 水湿浸渍证 | 起病缓慢，病程较长，全身水肿，下肢明显，按之没指 | 运脾化湿，通阳利水 | 五皮饮 + 胃苓汤 |
| | 湿热壅盛证 | 遍体浮肿，皮肤绷急光亮，胸脘痞闷，烦热口渴 | 分利湿热 | 疏凿饮子 |
| | 湿毒浸淫证 | 身发疮痍溃烂，延及全身 | 宣肺解毒，利湿消肿 | 麻黄连翘赤小豆汤 + 五味消毒饮 |
| 阴水 | 脾阳虚衰证 | 身肿日久，腰以下为甚，按之凹陷不易恢复，脘腹胀闷，纳减便溏 | 健脾温阳利水 | 实脾饮 |
| | 肾阳衰微证 | 水肿反复消长不已，面浮身肿，腰以下甚，按之凹陷不起，四肢厥冷 | 温肾助阳，化气行水 | 济生肾气丸 + 真武汤 |

# 第二十四单元　淋证

## 考点　淋证的辨证论治★

| 证型 | 证候 | | 治法 | 方药 |
| --- | --- | --- | --- | --- |
| 热淋 | 小便频数，淋沥涩痛，小腹拘急引痛 | 小便灼热刺痛，溺色黄赤，口苦，呕恶 | 清热利湿通淋 | 八正散 |
| 石淋 | | 尿中夹砂石，排尿时突然中断，尿道窘迫疼痛 | 清热利湿，排石通淋 | 石韦散 |
| 血淋 | | 尿色深红，或夹血块 | 清热通淋，凉血止血 | 小蓟饮子 |
| 气淋 | | 郁怒之后，小便涩滞，淋沥不宣 | 理气疏导，通淋利尿 | 沉香散 |
| 膏淋 | | 小便浑浊如米泔水，上有浮油，置之沉淀，或伴有絮状凝块物 | 清热利湿，分清泄浊 | 程氏萆薢分清饮 |
| 劳淋 | | 淋沥不已，时作时止，遇劳即发 | 补脾益肾 | 无比山药丸 |

## 考点　血淋与尿血的鉴别

| | 血淋 | 尿血 |
| --- | --- | --- |
| 相同点 | 小便出血，尿色红赤，甚至溺出纯血等 | |
| 不同点 | 疼痛难忍 | 多无疼痛之感 |

# 第二十五单元　郁证

## 考点　郁证的辨证论治

<table>
<tr><th>证型</th><th colspan="3">证候</th><th>治法</th><th>方药</th></tr>
<tr><td>肝气郁结证</td><td rowspan="2">胁肋胀满</td><td rowspan="2">精神抑郁</td><td>痛无定处，脘闷嗳气</td><td>疏肝解郁，理气畅中</td><td>柴胡疏肝散</td></tr>
<tr><td>痰气郁结证</td><td>咽中如有物梗塞，吞之不下，咳之不出</td><td>行气开郁，化痰散结</td><td>半夏厚朴汤</td></tr>
<tr><td>心神失养证</td><td rowspan="2">情绪不宁</td><td colspan="2">精神恍惚，多疑易惊，悲忧善哭，喜怒无常</td><td>甘润缓急，养心安神</td><td>甘麦大枣汤</td></tr>
<tr><td>心脾两虚证</td><td colspan="2">多思善疑，头晕神疲，心悸胆怯</td><td>健脾养心，补益气血</td><td>归脾汤</td></tr>
</table>

# 第二十六单元　血证

## 考点　鼻衄的辨证论治

| 证型 | 证候 | 治法 | 方药 |
| --- | --- | --- | --- |
| 热邪犯肺证 | 鼻燥衄血，口干咽燥 | 清泄肺热，凉血止血 | 桑菊饮 |
| 胃热炽盛证 | 鼻衄，血色鲜红，口干臭秽 | 清胃泻火，凉血止血 | 玉女煎 |
| 肝火上炎证 | 鼻衄，头痛，目眩，烦躁易怒 | 清肝泻火，凉血止血 | 龙胆泻肝汤 |
| 气血亏虚证 | 鼻衄，神疲乏力，面色㿠白 | 补气摄血 | 归脾汤 |

## 考点　齿衄的辨证论治★

| 证型 | 证候 | 治法 | 方药 |
| --- | --- | --- | --- |
| 胃火炽盛证 | 齿衄，血色鲜红，齿龈红肿疼痛，口臭 | 清胃泻火，凉血止血 | 加味清胃散＋泻心汤 |
| 阴虚火旺证 | 齿衄，血色淡红，齿摇不坚 | 滋阴降火，凉血止血 | 六味地黄丸＋茜根散 |

**考点** 咳血的辨证论治

<table>
<tr><th>证型</th><th colspan="2">证候</th><th>治法</th><th>方药</th></tr>
<tr><td>燥热伤肺证</td><td rowspan="3">痰中带血</td><td>喉痒咳嗽，口干鼻燥</td><td>清热润肺，宁络止血</td><td>桑杏汤</td></tr>
<tr><td>肝火犯肺证</td><td>咳嗽阵作，烦躁易怒</td><td>清肝泻火，凉血止血</td><td>泻白散＋黛蛤散</td></tr>
<tr><td>阴虚肺热证</td><td>咳嗽痰少，潮热盗汗</td><td>滋阴润肺，宁络止血</td><td>百合固金汤</td></tr>
</table>

**考点** 吐血的辨证论治★

| 证型 | 证候 | 治法 | 方药 |
| --- | --- | --- | --- |
| 胃热壅盛证 | 脘腹胀闷，嘈杂不适，甚则作痛，吐血色红或紫暗，口臭便秘 | 清胃泻火，化瘀止血 | 泻心汤＋十灰散 |
| 肝火犯胃证 | 吐血色红或紫暗，口苦胁痛，心烦易怒 | 泻肝清胃，凉血止血 | 龙胆泻肝汤 |
| 气虚血溢证 | 吐血缠绵不止，时轻时重，神疲乏力，心悸气短，面色苍白 | 健脾益气摄血 | 归脾汤 |

**考点** 咳血、吐血的鉴别

| | 咳血 | 吐血 |
|---|---|---|
| 相同点 | 血液均经口出 | |
| 不同点 | 血色多为鲜红，常混有痰液，咳血之前多有咳嗽、胸闷、喉痒等症状 | 血色紫暗，常夹有食物残渣，吐血之前多有胃脘不适或胃痛、恶心等症状 |

**考点** 便血的辨证论治★

| 证型 | 证候 | 治法 | 方药 |
|---|---|---|---|
| 肠道湿热证 | 便血红黏稠，口苦 | 清化湿热，凉血止血 | 地榆散＋槐角丸 |
| 气虚不摄证 | 食少体倦，面色萎黄 | 益气摄血 | 归脾汤 |
| 脾胃虚寒证 | 便血紫暗，腹部隐痛，喜热饮 | 健脾温中，养血止血 | 黄土汤 |

**考点** 尿血的辨证论治

| 证型 | 证候 | 治法 | 方药 |
|---|---|---|---|
| 下焦湿热证 | 小便黄赤灼热，心烦口渴，面赤口疮 | 清热利湿，凉血止血 | 小蓟饮子 |

续表

<table>
<tr><th>证型</th><th colspan="2">证候</th><th>治法</th><th>方药</th></tr>
<tr><td>肾虚火旺证</td><td colspan="2">小便短赤带血，头晕耳鸣，颧红潮热，腰膝酸软</td><td>滋阴降火，凉血止血</td><td>知柏地黄丸</td></tr>
<tr><td>脾不统血证</td><td rowspan="2">久病尿血</td><td>体倦乏力，气短声低</td><td>补中健脾，益气摄血</td><td>归脾汤</td></tr>
<tr><td>肾气不固证</td><td>头晕耳鸣，精神困惫</td><td>补益肾气，固摄止血</td><td>无比山药丸</td></tr>
</table>

**考点** 紫斑的辨证论治

| 证型 | 证候 | 治法 | 方药 |
| --- | --- | --- | --- |
| 血热妄行 | 皮肤出现青紫斑点或斑块，或伴有鼻衄、齿衄、便血、尿血 | 清热解毒，凉血止血 | 十灰散 |
| 阴虚火旺 | 皮肤出现青紫斑点或斑块，时发时止，颧红，心烦，口渴，手足心热 | 滋阴降火，宁络止血 | 茜根散 |
| 气不摄血 | 反复发生肌衄，久病不愈，神疲乏力，头晕目眩，面色苍白，食欲不振 | 补气摄血 | 归脾汤 |

# 第二十七单元　消渴

## 考点　消渴的辨证论治★

| 分类 | 证型 | 证候 | | 治法 | 方药 |
|---|---|---|---|---|---|
| 上消 | 肺热津伤证 | 多饮 | 口渴多饮，口舌干燥，烦热多汗 | 清热润肺，生津止渴 | 消渴方 |
| 中消 | 胃热炽盛证 | 多食 | 多食易饥，大便干燥 | 清胃泻火，养阴增液 | 玉女煎 |
| 下消 | 肾阴亏虚证 | 多尿，浑浊如膏 | 口干唇燥，皮肤干燥，舌红苔少，脉细数 | 滋阴固肾 | 六味地黄丸 |
| | 阴阳两虚证 | | 饮一溲一，耳轮干枯，畏寒肢冷 | 滋阴温阳，补肾固涩 | 金匮肾气丸 |

# 第二十八单元　痹证

## 考点　痹证的辨证论治★

| 证型 | | 证候 | | 治法 | 方药 |
|---|---|---|---|---|---|
| 风寒湿痹 | 行痹 | 关节疼痛 | 疼痛呈游走性，初起可见有恶风 | 祛风通络，散寒除湿 | 防风汤 |
| | 痛痹 | | 部位固定，遇寒痛甚，得热痛缓 | 散寒通络，祛风除湿 | 乌头汤 |
| | 着痹 | | 肌肉酸楚、重着，肌肤麻木不仁 | 除湿通络，祛风散寒 | 薏苡仁汤 |
| 风湿热痹 | | | 游走性关节疼痛，局部灼热红肿，得冷则舒 | 清热通络，祛风除湿 | 白虎加桂枝汤+宣痹汤 |
| 痰瘀痹阻证 | | | 肌肉关节刺痛，固定不移 | 化痰行瘀，蠲痹通络 | 双合汤 |
| 肝肾亏虚证 | | | 腰膝酸软，畏寒肢冷，或骨蒸劳热 | 培补肝肾，舒筋止痛 | 独活寄生汤 |

## 考点　痹证与痿证的鉴别

| 鉴别要点 | 痹证 | 痿证 |
|---|---|---|
| 关节疼痛 | 有 | 无 |
| 肢体的活动障碍 | 因痛而影响活动 | 无力运动 |
| 肌肉萎缩 | 日久废而不用导致肌肉萎缩 | 病初即有肌肉萎缩 |

# 第六章　中医外科学

## 第一单元　中医外科疾病的命名、基本术语

### 考点　基本的命名原则

| 命名原则 | 举例 |
| --- | --- |
| 以部位命名 | 乳痈、子痈 |
| 以穴位命名 | 人中疔、委中毒 |
| 以脏腑命名 | 肠痈、肺痈 |
| 以病因命名 | 破伤风、冻疮 |
| 以形态命名 | 蛇头疔、鹅掌风 |
| 以颜色命名 | 白驳风、丹毒 |
| 以疾病特征命名 | 流注、湿疮 |
| 以范围大小命名 | 小者为疖，大者为痈 |

续表

| 命名原则 | 举例 |
| --- | --- |
| 以病程长短命名 | 千日疮 |
| 以传染性命名 | 疫疗 |

## 第二单元　中医外科疾病的病因病机

### 考点　发病机理与致病因素

| | |
| --- | --- |
| 发病机理 | 邪盛正衰、气血凝滞、经络阻塞、脏腑失和 |
| 致病因素 | ①外感六淫。②情志内伤。③饮食不节。④外来伤害。⑤劳伤虚损。⑥感受特殊之毒。⑦痰饮。⑧瘀血 |

## 第三单元　中医外科疾病辨证

### 考点　阴阳辨证★

| 鉴别要点 | 阳证 | 阴证 |
| --- | --- | --- |
| 发病缓急 | 急性发作 | 慢性发作 |
| 皮肤颜色 | 红赤 | 苍白或紫暗或皮色不变 |

续表

| 鉴别要点 | 阳证 | 阴证 |
|---|---|---|
| 皮肤温度 | 焮热 | 凉或不热 |
| 肿胀形势 | 高肿突起 | 平塌下陷 |
| 肿胀范围 | 根盘收束 | 根盘散漫 |
| 肿块硬度 | 软硬适度 | 坚硬如石或柔软如棉 |
| 疼痛感觉 | 疼痛剧烈、拒按 | 疼痛和缓、隐痛、不痛或酸麻 |
| 病位深浅 | 皮肤、肌肉 | 血脉、筋骨 |
| 脓液稀稠 | 脓质稠厚 | 脓质稀薄 |
| 溃疡形色 | 肉芽红活润泽 | 肉芽苍白或紫暗 |

**考点** 部位辨证

| 发病部位 | 病因特点 | 发病特点 |
|---|---|---|
| 上部 | 多风温、风热 | 发病来势迅猛 |
| 中部 | 多为气郁、火郁 | 发病前有情志不畅的刺激史，或素有性格郁闷 |
| 下部 | 寒湿、湿热多见 | 起病缓慢，缠绵难愈，反复发作 |

## 考点　经络辨证

| 特点 | 经络 | 治疗原则 |
| --- | --- | --- |
| 多气多血 | 手、足阳明经 | 行气活血 |
| 多血少气 | 手、足太阳经，手、足厥阴经 | 破血、补托 |
| 多气少血 | 手、足少阳经，手、足少阴经，手、足太阴经 | 行气、滋养 |

## 考点　局部辨证

### 辨肿★

| 分类 | 临床表现 | 举例 |
| --- | --- | --- |
| 热肿 | 肿而色红，皮薄光泽，焮热疼痛，肿势急剧 | 丹毒 |
| 寒肿 | 肿而不硬，皮色不泽，苍白或紫暗，得暖则舒 | 脱疽 |
| 风肿 | 发病急骤，漫肿宣浮，或游走无定 | 痄腮 |
| 湿肿 | 皮肉深按凹陷，如烂绵不起 | 股肿 |
| 痰肿 | 肿势软如棉，不红不热，皮色不变 | 瘰疬 |
| 气肿 | 皮紧内软，按之凹陷，复手即起 | 乳癖 |
| 瘀血肿 | 肿而胀急，色初暗褐，后转青紫 | 皮下血肿 |

续表

| 分类 | 临床表现 | 举例 |
| --- | --- | --- |
| 实肿 | 肿势高突，根盘收束 | 正盛邪实之疮疡 |
| 虚肿 | 肿势平坦，根盘散漫 | 正虚不能托毒之疮疡 |

辨痛★

| 疼痛性质 | 临床表现 | 举例 |
| --- | --- | --- |
| 刺痛 | 痛如针刺，病变多在皮肤 | 蛇串疮 |
| 灼痛 | 痛而烧灼，病变多在肌肤 | 疖 |
| 裂痛 | 痛如撕裂，病变多在皮肉 | 肛裂 |
| 钝痛 | 疼痛滞缓，病变多在骨与关节间 | 流痰 |
| 酸痛 | 痛而酸楚，病变多在关节间 | 鹤膝痰 |
| 胀痛 | 痛而紧张，胀满不适 | 血肿 |
| 绞痛 | 痛如刀割，发病急骤，病变多在脏腑 | 石淋 |
| 啄痛 | 痛如鸡啄，并伴有节律性痛，病变多在肌肉 | 阳证疮疡化脓阶段 |
| 抽掣痛 | 痛时扩散，除抽掣外，并伴有放射痛 | 石瘿晚期 |

辨痒

| 原因 | 临床表现 | 举例 |
|---|---|---|
| 风胜 | 走窜无定，遍体作痒 | 牛皮癣 |
| 湿胜 | 浸淫四窜，黄水淋漓 | 急性湿疮 |
| 热胜 | 皮肤瘾疹，焮红灼热作痒，或只发于裸露部位，或遍布全身 | 接触性皮炎 |
| 虫淫 | 黄水频流，状如虫行皮中，其痒尤甚，最易传染 | 手足癣 |
| 血虚 | 皮肤变厚、干燥、脱屑，很少糜烂流滋水 | 慢性湿疮 |

## 第四单元　中医外科疾病治法

### 考点　内治法

| 总则 | 治疗法则 | 代表方剂 |
|---|---|---|
| 消、托、补 | 清热法 | 黄连解毒汤、五味消毒饮 |
| | 和营法 | 桃红四物汤 |
| | 内托法 | 透脓散、托里消毒散 |

**考点　外治法**

膏药、油膏的临床应用

| 分类 | 名称 | 临床应用 |
| --- | --- | --- |
| 膏药 | 太乙膏、千捶膏 | 阳证疮疡 |
| | 阳和解凝膏 | 阴证疮疡未溃者 |
| 油膏 | 金黄膏、玉露膏 | 疮疡阳证 |
| | 冲和膏 | 半阴半阳证 |
| | 回阳玉龙膏 | 阴证 |
| | 生肌玉红膏 | 一切溃疡腐肉未脱、新肉未生之时，或日久不能收口 |
| | 生肌白玉膏 | 疮疡腐肉已净，疮口不敛，以及乳头皲裂、肛裂等 |
| | 青黛散油膏 | 蛇串疮、急慢性湿疮等渗液不多之症，亦可用于痄腮以及对各种油膏过敏者 |

切开法、砭镰法、挂线法、结扎法的适应证

| 分类 | 适应证 |
|---|---|
| 切开法 | 一切外疡 |
| 砭镰法 | 急性阳证疮疡（下肢丹毒、红丝疔） |
| 挂线法 | 疮疡溃后，脓水不净，治疗无效而形成瘘管、窦道；疮口过深不宜切开手术者 |
| 结扎法 | 瘤、赘疣、痔、脱疽等 |

## 第五单元　疮疡

### 考点　疖、痈

疖、痈的病因、概念、特点、临床表现★

| 鉴别要点 | | 疖 | 痈 |
|---|---|---|---|
| 病因 | | 内郁湿火，外感风邪 | 内生湿浊，外感邪毒 |
| 概念 | | 部位浅表，范围多在3cm左右 | 体表皮肉之间，6～9cm |
| 特点 | 同 | 红肿热痛，易肿、易脓、易溃，伴恶寒发热 | |
| | 异 | 肿势局限，突起根浅 | 局部光软无头，发病迅速 |

续表

| 鉴别要点 | 疖 | 痈 |
| --- | --- | --- |
| 临床表现 | 有头疖：有脓头 | 颈痈：初起时局部肿胀、灼热、疼痛而皮色不变，结块边界清楚 |
| | 无头疖：无脓头 | |
| | 蝼蛄疖：多发于儿童头部 | |
| | 疖病：好发于项后发际、背部、臀部 | |

疖的内治法

| 证型 | 治法 | 方药 |
| --- | --- | --- |
| 热毒蕴结证 | 清热解毒 | 五味消毒饮、黄连解毒汤 |
| 暑热浸淫证 | 清暑化湿解毒 | 清暑汤 |
| 体虚毒恋，阴虚内热证 | 养阴清热解毒 | 仙方活命饮 + 增液汤 |
| 体虚毒恋，脾胃虚弱证 | 健脾和胃，清化湿热 | 五神汤 + 参苓白术散 |

痈的内治法

| 分类 | 证型 | 治法 | 方药 |
| --- | --- | --- | --- |
| 痈 | 火毒凝结证 | 清热解毒，行瘀活血 | 仙方活命饮 |
| | 热盛肉腐证 | 和营清热，透脓托毒 | 仙方活命饮＋五味消毒饮 |
| | 气血两虚证 | 益气养血，托毒生肌 | 托里消毒散 |
| 颈痈 | 风热痰毒证 | 疏风清热，解毒化痰 | 牛蒡解肌汤或银翘散 |

**考点** 有头疽

有头疽的概念、病因、特点、临床表现

| | |
| --- | --- |
| 概念 | 有头疽是肌肤间的急性化脓性疾病 |
| 病因 | 外感风温、湿热，内有脏腑蕴毒 |
| 特点 | 粟粒样脓头，焮热红肿胀痛，向深部及周围扩散，脓头增多，溃后如蜂窝 |
| 临床表现 | 初期：局部肿块突起，肿块上有粟粒状脓头 |
| | 溃脓期：疮面腐烂形似蜂窝，肿势范围大小不一，常超过 10cm |
| | 收口期：脓腐渐尽，新肉生长，肉色红活，逐渐收口而愈 |

有头疽的内治法

| 证型 | 治法 | 方药 |
| --- | --- | --- |
| 火毒凝结证 | 清热泻火，和营托毒 | 仙方活命饮＋黄连解毒汤 |
| 湿热壅滞证 | 清热利湿，和营托毒 | 仙方活命饮 |
| 阴虚火炽证 | 滋阴生津，清热托毒 | 竹叶黄芪汤 |
| 气虚毒滞证 | 扶正托毒 | 仙方活命饮＋八珍汤 |

有头疽的外治法

| 分期 | 外治法 |
| --- | --- |
| 初起未溃 | 火毒凝结证或湿热壅滞证：千锤膏或金黄膏 |
| | 阴虚火炽证或气虚毒滞证：冲和膏 |
| 酿脓期 | 八二丹或七三丹＋金黄膏 |
| 收口期 | 白玉膏 |

**考点　疔**

## 疔的概念、特点、分类、临床表现、外治法★

| | | | | | | | |
|---|---|---|---|---|---|---|---|
| 概念 | 发病迅速、易于变化、危险性大的急性化脓性疾病 | | | | | | |
| 特点 | 疮形虽小，但根脚坚硬，有如钉钉之状 | | | | | | |
| 分类 | 颜面疔 | 手足部疔疮 | | | | | 红丝疔 |
| | | 蛇眼疔 | 蛇头疔 | 蛇肚疔 | 托盘疔 | 足底疔 | |
| 部位 | 颜面部 | 指甲一侧 | 指端 | 指腹 | 手掌 | 足底部 | 四肢 |
| 疼痛 | 红肿热痛 | 轻微红肿疼痛 | 感觉麻痒而痛 | 红肿疼痛 | 肿胀高突 | 疼痛或啄痛 | |
| 形状 | 粟米样 | 形似蛇眼 | 蛇头状 | 圆柱状，形似小红萝卜 | | | 红丝 |
| 临床表现 | 恶寒发热壮热神昏 | | 刺痛、肿胀 | 关节轻度屈曲，不能伸展 | 手背肿势更明显，疼痛剧烈 | 修去老皮后可见白色脓点 | 红丝数条向躯干走窜 |
| 外治法 | | 脓成应尽早切开流脓 | | | | | 砭镰法 |

**考点　丹毒**

丹毒的特点、分类、病因病机

| | |
|---|---|
| 特点 | 患部皮肤突然发红成片、色如涂丹 |
| 分类 | 生于躯干部者，称内发丹毒 |
| | 发于头面部者，称抱头火丹 |
| | 发于小腿足部者，称流火 |
| | 新生儿多生于臀部，称赤游丹毒 |
| 病因病机 | 血热火毒为患 |

丹毒的内治法★

| 证型 | 治法 | 方药 |
|---|---|---|
| 风热毒蕴证 | 疏风清热解毒 | 普济消毒饮 |
| 脾肝湿火证 | 清肝泻火利湿 | 柴胡清肝汤、龙胆泻肝汤或化斑解毒汤 |
| 湿热毒蕴证 | 清热利湿解毒 | 五神汤＋萆薢渗湿汤 |
| 胎火蕴毒证 | 凉血清热解毒 | 犀角地黄汤＋黄连解毒汤 |

**考点　瘰疬**

瘰疬的内治法

| 证型 | 治法 | 方药 |
|---|---|---|
| 气滞痰凝证 | 疏肝理气，化痰散结 | 开郁散 |
| 阴虚火旺证 | 滋阴降火 | 六味地黄丸 + 清骨散 |
| 气血两虚证 | 益气养血 | 香贝养营汤 |

瘰疬的外治法

| 分期 | 外治法 |
|---|---|
| 初期 | 冲和膏或用阳和解凝膏掺黑退消 |
| 中期 | 外敷冲和膏，如脓成未熟，改用千捶膏。脓熟宜切开排脓，创口宜大，或做十字切口，以充分引流 |
| 后期 | 已溃者一般先用五五丹或七三丹，次用八二丹药线引流，或用药棉嵌入疮口，外敷红油膏或冲和膏。肉芽鲜红，脓腐已尽时，改用生肌散、白玉膏 |

**考点　窦道**

窦道的临床表现及外治法

| 外治法 | 具体操作或适应证 |
|---|---|
| 腐蚀法 | 五五丹或千金散蚀管拔毒，红油膏或太乙膏盖贴 |
| 冲洗法 | 适用于管道狭长，药线无法引流到位，又不宜做扩创者 |
| 灌注法 | 窦道内脓尽、无异物时，可注入生肌收口药油 |
| 扩创法 | 脓液引流不畅时，窦道所在部位也允许做扩创手术者 |
| 垫棉法 | 用于生肌收口阶段，促进窦道愈合 |



## 第六单元　乳房疾病

**考点　乳痈、乳漏、乳癖、乳核、乳岩**

乳痈、乳漏、乳癖、乳核、乳岩的鉴别★

| 鉴别要点 | 乳痈 | 乳漏 | 乳癖 | 乳核 | 乳岩 |
|---|---|---|---|---|---|
| 病因 | 乳汁淤积、肝郁胃热、感受外邪 | 多因乳痈、乳发失治 | 肝郁气滞 | 肝气郁结、血瘀痰凝 | |

续表

| 鉴别要点 | 乳痈 | 乳漏 | 乳癖 | 乳核 | 乳岩 |
|---|---|---|---|---|---|
| 好发人群 | 产后3～4周的哺乳期妇女 | | 25～45岁中青年妇女 | 20～25岁青年妇女 | 40～60岁妇女 |
| 特点 | 乳头破裂，雀啄样疼痛，焮红灼热，波动感 | 漏管 | 经前肿块胀痛 | 形如丸卵，表面光滑，推之活动 | 病灶中心酒窝征，皮肤可呈橘皮样水肿，晚期疮口溃烂似岩穴 |

乳痈、乳癖的内治法

| 分类 | 证型 | 治法 | 方药 |
|---|---|---|---|
| 乳痈 | 气滞热壅证 | 疏肝清胃，通乳消肿 | 瓜蒌牛蒡汤 |
| | 热毒炽盛证 | 清热解毒，托里透脓 | 透脓散 |
| | 正虚邪恋证 | 益气和营托毒 | 托里消毒散 |
| 乳癖 | 肝郁痰凝证 | 疏肝解郁，化痰散结 | 逍遥蒌贝散 |
| | 冲任失调证 | 调摄冲任 | 二仙汤+四物汤 |

### 乳核、乳岩的内治法★

| 分类 | 证型 | 治法 | 方药 |
| --- | --- | --- | --- |
| 乳核 | 肝气郁结证 | 疏肝解郁，化痰散结 | 逍遥散 |
| | 血瘀痰凝证 | 疏肝活血，化痰散结 | 逍遥散＋桃红四物汤＋山慈菇、海藻 |
| 乳岩 | 肝郁痰凝证 | 疏肝解郁，化痰散结 | 神效瓜蒌散＋开郁散 |
| | 冲任失调证 | 调摄冲任，理气散结 | 二仙汤＋开郁散 |
| | 正虚毒炽证 | 调补气血，清热解毒 | 八珍汤 |
| | 气血两亏证 | 补养气血，宁心安神 | 人参养荣汤 |
| | 脾虚胃弱证 | 健脾和胃 | 参苓白术散或理中汤 |



## 第七单元　瘿

**考点**　气瘿、肉瘿、石瘿

气瘿、肉瘿、石瘿的鉴别

| 鉴别要点 | 气瘿 | 肉瘿 | 石瘿 |
| --- | --- | --- | --- |
| 西医病名 | 单纯性甲状腺肿 | 甲状腺腺瘤 | 甲状腺癌 |

续表

| 鉴别要点 | 气瘿 | 肉瘿 | 石瘿 |
|---|---|---|---|
| 病因 | 碘缺乏、情志因素 | 气滞、痰浊、瘀血 | 肝脾气逆、痰湿内生、瘀血 |
| 特点 | 甲状腺弥漫性肿大，质软不痛，随吞咽而上下移动。如进行性肿大，可压迫神经血管 | 结块柔韧，如肉之团，随吞咽而上下移动 | 肿块坚硬如石，推之不移，凹凸不平。晚期常出现呼吸、吞咽困难，声音嘶哑 |
| 外治法 | | | 早期施行根治性手术 |

## 气瘿、肉瘿的内治法★

| 分类 | 证型 | 治法 | 方药 |
|---|---|---|---|
| 气瘿 | 肝郁气滞证 | 疏肝解郁，化痰软坚 | 四海舒郁丸 |
| 肉瘿 | 气滞痰凝证 | 理气解郁，化痰软坚 | 逍遥散 + 海藻玉壶汤 |
| | 气阴两虚证 | 益气养阴，软坚散结 | 生脉散 + 海藻玉壶汤 |

# 第八单元　瘤、岩

**考点**　血瘤、肉瘤、失荣、肾岩

血瘤、失荣的内治法★

| 分类 | 证型 | 治法 | 方药 |
| --- | --- | --- | --- |
| 血瘤 | 心肾火毒证 | 清心泻火，凉血解毒 | 芩连二母丸＋凉血地黄汤 |
| | 肝经火旺证 | 清肝泻火，祛瘀解毒 | 丹栀逍遥丸＋清肝芦荟丸 |
| | 脾统失司证 | 健脾益气，化湿解毒 | 顺气归脾丸 |
| 失荣 | 气郁痰结证 | 理气解郁，化痰散结 | 化痰开郁方 |
| | 阴毒结聚证 | 温阳散寒，化痰散结 | 阳和汤 |
| | 瘀毒化热证 | 清热解毒，化痰散瘀 | 五味消毒饮＋化坚二陈丸 |
| | 气血两亏证 | 补益气血，解毒化瘀 | 八珍汤＋四妙勇安汤 |

肉瘤的特点

| 病名 | 特点 |
| --- | --- |
| 肉瘤 | 相当于西医的脂肪瘤。软似绵，肿似馒，皮色不变，不紧不宽，如肉之隆起 |

肾岩的概念、病因病机、临床表现、治疗原则

| | |
|---|---|
| 概念 | 阴茎属肾，岩肿生于阴茎，故名肾岩 |
| 病因病机 | 湿浊瘀结、火毒炽盛、阴虚火旺 |
| 临床表现 | 状如翻花石榴子样，并有恶臭分泌物 |
| 治疗原则 | 手术治疗为主 |

## 第九单元　皮肤及性传播疾病

### 考点　热疮

热疮的内治法

| 证型 | 治法 | 方药 |
|---|---|---|
| 肺胃热盛证 | 疏风清热 | 辛夷清肺饮＋竹叶石膏汤 |
| 湿热下注证 | 清热利湿 | 龙胆泻肝汤＋板蓝根、紫草、延胡索 |
| 阴虚内热证 | 养阴清热 | 增液汤＋板蓝根、马齿苋、紫草、石斛、生薏苡仁 |

## 考点 蛇串疮

蛇串疮的内治法

| 证型 | 治法 | 方药 |
| --- | --- | --- |
| 肝经郁热证 | 清泄肝火，解毒止痛 | 龙胆泻肝汤＋紫草、板蓝根、延胡索 |
| 脾虚湿蕴证 | 健脾利湿，解毒消肿 | 除湿胃苓汤 |
| 气滞血瘀证 | 理气活血，通络止痛 | 柴胡疏肝散＋桃红四物汤 |

## 考点 疣

不同疣的特点及好发部位

| 分类 | 疣目（寻常疣） | 扁瘊（扁平疣） | 鼠乳（传染性软疣） | 跖疣 | 丝状疣 |
| --- | --- | --- | --- | --- | --- |
| 好发部位 | 手背、手指、头皮 | 颜面、手背、前臂 | 胸背部 | 足跖部 | 颈周、眼睑 |

寻常疣、扁平疣的治疗

| 病名 | 外治法 |
|---|---|
| 寻常疣 | 推疣法、鸦胆子散敷贴法、荸荠或菱蒂摩擦法 |
| 扁平疣 | 洗涤法、涂法 |
| 传染性软疣 | 消毒针头挑破患处，挤尽白色乳酪样物，再用碘酒或浓石炭酸溶液点患处 |

**考点　癣★**

头癣、体癣和花斑癣的鉴别★

| 鉴别要点 | 头癣 | | 体癣 | 花斑癣 |
|---|---|---|---|---|
| 分类 | 白秃疮 | 肥癣 | 圆癣 | 紫白癜风 |
| 年龄 | 学龄儿童 | 儿童 | 青壮年 | 多汗体质青壮年 |
| 部位 | 头部 | | 面、颈、躯干、四肢近端 | 颈、躯干 |

续表

| 鉴别要点 | 头癣 | | 体癣 | 花斑癣 |
| --- | --- | --- | --- | --- |
| 特征 | 灰白色鳞屑性斑片，毛发干枯，易于拔落，瘙痒 | 黄癣痂堆积，中心微凹，质脆易粉碎，有特殊的鼠尿臭 | 钱币形红斑，覆盖鳞屑，皮损特征为环形、多环形 | 为大小不一、边界清楚的圆形或不规则的无炎症性褐斑，轻度瘙痒，常夏发冬愈 |
| 治疗 | 拔发疗法 | | | |

**考点** 疥疮、湿疮

疥疮、湿疮的鉴别

| 鉴别要点 | 疥疮 | 湿疮 |
| --- | --- | --- |
| 病因病机 | 人型疥虫通过密切接触而传染 | 禀赋不耐，风湿热邪浸淫 |
| 临床特点 | 隧道为疥疮的特异性皮疹，可找到疥虫 | 皮损对称分布，多形损害，易渗出，剧烈瘙痒 |

湿疮的内治法★

| 证型 | 治法 | 方药 |
| --- | --- | --- |
| 湿热蕴肤证 | 清热利湿止痒 | 龙胆泻肝汤＋萆薢渗湿汤 |
| 湿热浸淫证 | 清热利湿，解毒止痒 | 龙胆泻肝汤＋五味消毒饮 |
| 脾虚湿蕴证 | 健脾利湿止痒 | 除湿胃苓汤或参苓白术散＋紫荆皮、地肤子、白鲜皮 |
| 血虚风燥证 | 养血润肤，祛风止痒 | 当归饮子或四物消风饮＋丹参、鸡血藤、乌梢蛇 |

疥疮、湿疮的外治法

| | | | |
| --- | --- | --- | --- |
| 外治法 | 湿疮 | 急性 | ①无渗出液时可用清热止痒的中药、炉甘石洗剂等。②渗出明显可用黄柏、生地榆、马齿苋、野菊花煎汤，10%黄柏溶液湿敷，2%～3%硼酸水冷敷 |
| | | 亚急性 | 选用三黄洗剂、3%黑豆馏油等外搽 |
| | | 慢性 | 外擦青黛膏、5%硫黄软膏、10%～20%黑豆馏油软膏等 |
| | 疥疮 | | 5%～20%的硫黄软膏外搽 |

## 考点 接触性皮炎

### 接触性皮炎的内治法

| 证型 | 治法 | 方药 |
|---|---|---|
| 风热蕴肤证 | 疏风清热止痒 | 消风散+紫荆皮（花）、僵蚕 |
| 湿热毒蕴证 | 清热祛湿，凉血解毒 | 龙胆泻肝汤+化斑解毒汤 |
| 血虚风燥证 | 养血润燥，祛风止痒 | 当归饮子+消风散 |

### 接触性皮炎与急性湿疮的鉴别

| 鉴别要点 | 接触性皮炎 | 急性湿疮 |
|---|---|---|
| 病史 | 接触史明确 | 不明确 |
| 发病 | 常突然急性发作 | 发作不突然 |
| 皮疹 | 红斑、肿胀或丘疹、糜烂，一个时期内以某一种为主 | 多形性 |
| 症状 | 瘙痒为主，偶有疼痛 | 瘙痒，无疼痛 |
| 部位 | 接触部位 | 不定，常对称分布 |
| 边界 | 清楚 | 不清楚 |
| 复发 | 不再接触过敏物即不复发 | 有复发倾向 |

## 考点 药毒

药毒的诊断

| | | |
|---|---|---|
| 临床表现 | ①发病前有用药史。②有潜伏期，第一次在用药 5 ~ 20 天内，重复用药 24 小时内发病。③发病突然，自觉灼热瘙痒。④皮损分布为全身性、对称性 | |
| 常见类型 | 荨麻疹样型 | 皮损同荨麻疹，但较一般荨麻疹色泽更红艳 |
| | 麻疹样或猩红热样型 | 皮疹为针头至米粒大小的丘疹或斑丘疹，伴瘙痒 |
| | 多形红斑样型 | 皮疹为豌豆至蚕豆大圆形或椭圆形水肿性红斑或丘疹 |
| | 固定红斑型 | 皮疹为限局性圆形或椭圆形水肿性红斑，颜色鲜红或紫红 |
| | 剥脱性皮炎型 | 皮肤潮红、肿胀，呈鲜红色或棕红色，大量脱屑 |
| | 大疱性表皮松解型 | 出现松弛性水疱及大疱，形似烫伤，尼氏征阳性 |
| | 湿疹皮炎样型 | 泛发性或对称性湿疹样损害的皮疹，自觉瘙痒 |

药毒的内治法

| 证型 | 治法 | 方药 |
| --- | --- | --- |
| 湿毒蕴肤证 | 清热利湿，解毒止痒 | 萆薢渗湿汤 |
| 热毒入营证 | 清热凉血，解毒护阴 | 清营汤 |
| 气阴两虚证 | 益气养阴清热 | 增液汤+益胃汤 |

**考点** 瘾疹★

瘾疹的临床表现

| | |
| --- | --- |
| 临床表现 | 发病突然，皮损可发生于任何部位，出现形态不一、大小不等的红色或白色风团，边缘清楚，一般迅速消退，不留痕迹，以后不断成批出现，时隐时现。 |

瘾疹的内治法★

| 证型 | 治法 | 方药 |
| --- | --- | --- |
| 风寒束表证 | 疏风散寒止痒 | 麻黄桂枝各半汤 |
| 风热犯表证 | 疏风清热止痒 | 消风散 |
| 胃肠湿热证 | 疏风解表，通腑泄热 | 防风通圣散 |
| 血虚风燥证 | 养血祛风，润燥止痒 | 当归饮子 |

**考点** 白疕

白疕的皮损特点

| | |
|---|---|
| 皮损特点 | 初起为针头大小丘疹，逐渐扩大为绿豆大小的红色丘疹或斑丘疹，可融合成片，边缘清楚，表面覆盖多层干燥银白色鳞屑，刮除鳞屑则露出发亮的半透明的薄膜，再刮除薄膜，出现多个筛状出血点 |

白疕的内治法

| 证型 | 治法 | 方药 |
|---|---|---|
| 血热内蕴证 | 清热凉血，解毒消斑 | 犀角地黄汤 |
| 血虚风燥证 | 养血滋阴，润肤息风 | 当归饮子 |
| 气血瘀滞证 | 活血化瘀，解毒通络 | 桃红四物汤 |
| 湿毒蕴阻证 | 清热利湿，解毒通络 | 萆薢渗湿汤 |
| 火毒炽盛证 | 清热泻火，凉血解毒 | 清瘟败毒饮 |

**考点　粉刺**

粉刺的内治法

| 证型 | 治法 | 方药 |
| --- | --- | --- |
| 肺经风热证 | 疏风清肺 | 枇杷清肺饮 |
| 肠胃湿热证 | 清热除湿解毒 | 茵陈蒿汤 |
| 痰湿瘀滞证 | 除湿化痰，活血散结 | 二陈汤＋桃红四物汤 |

**考点　酒皶鼻**

酒皶鼻的临床表现、外治法

| | | |
| --- | --- | --- |
| 临床表现 | 红斑型 | 颜面中部特别是鼻尖部出现红斑，伴毛细血管扩张 |
| | 丘疹脓疱型 | 在红斑基础上出现痤疮样丘疹或小脓疱，但无明显的黑头粉刺形成，毛细血管扩张更明显，自觉轻度瘙痒 |
| | 鼻赘型 | 鼻尖部肥大，形成大小不等的结节状隆起 |
| 外治法 | 鼻部有红斑、丘疹 | 一扫光或颠倒散洗剂外搽，每天3次 |
| | 鼻部有脓疱 | 四黄膏外涂，每天2～3次 |
| | 鼻赘形成 | 三棱针刺破放血，颠倒散外敷 |

酒齄鼻的内治法

| 证型 | 治法 | 方药 |
| --- | --- | --- |
| 肺胃热盛证 | 清泄肺胃积热 | 枇杷清肺饮 |
| 热毒蕴肤证 | 清热解毒凉血 | 黄连解毒汤+凉血四物汤 |
| 气滞血瘀证 | 活血化瘀散结 | 通窍活血汤 |

**考点** 红蝴蝶疮★

盘状红斑狼疮、系统性红斑狼疮的鉴别

| 鉴别要点 | 盘状红斑狼疮 | 系统性红斑狼疮 |
| --- | --- | --- |
| 好发人群 | 多见于20~40岁的女性 | 多见于青年及中年女性 |
| 男女比例 | 男女之比约为1:3 | 男女之比约为1:10 |
| 皮损好发部位 | 好发于面部，尤以两颊、鼻部为著 | 早期表现多种多样 |
| 临床表现 | 两颊部和鼻部的皮损可相互融合，呈蝶形外观，累及黏膜发生糜烂、溃疡 | 不规则发热，关节疼痛，食欲减退，伴体重减轻，皮肤红斑 |

红蝴蝶疮的内治法★

| 证型 | 治法 | 方药 |
| --- | --- | --- |
| 热毒炽盛证 | 清热凉血，化斑解毒 | 犀角地黄汤+黄连解毒汤 |

续表

| 证型 | 治法 | 方药 |
| --- | --- | --- |
| 阴虚火旺证 | 滋阴降火 | 六味地黄丸+大补阴丸、清骨散 |
| 脾肾阳虚证 | 温肾助阳，健脾利水 | 附桂八味丸+真武汤 |
| 脾虚肝旺证 | 健脾清肝 | 四君子汤+丹栀逍遥散 |
| 气滞血瘀证 | 疏肝理气，活血化瘀 | 逍遥散+血府逐瘀汤 |

**考点** 尖锐湿疣

尖锐湿疣、假性湿疣、扁平湿疣、阴茎珍珠状丘疹的鉴别

| 鉴别要点 | 尖锐湿疣 | 假性湿疣 | 扁平湿疣 | 阴茎珍珠状丘疹 |
| --- | --- | --- | --- | --- |
| 病因 | 与尖锐湿疣患者不洁性交或生活接触史 | | 感染梅毒 | |
| 部位 | 男性多在阴茎龟头、冠状沟、系带；女性多在阴唇、阴蒂、宫颈、阴道和肛门 | 女性外阴，特别是小阴唇内侧和阴道前庭 | | |

续表

| 鉴别要点 | 尖锐湿疣 | 假性湿疣 | 扁平湿疣 | 阴茎珍珠状丘疹 |
| --- | --- | --- | --- | --- |
| 皮损 | 淡红色或污秽色、柔软的表皮赘生物，大小不一，表面分叶或棘刺状，湿润，基底较窄或有蒂 | 皮损为1～2mm大小的白色或淡红色小丘疹，表面光滑如鱼子状，群集分布 | 扁平而湿润的丘疹 | 冠状沟部珍珠样半透明小丘疹，呈半球状、圆锥状或不规则状，色白或淡黄、淡红 |
| 特点 | 醋酸白试验阳性 | | 损害内可找到梅毒螺旋体；梅毒血清反应强阳性 | |

尖锐湿疣的内治法

| 证型 | 治法 | 方药 |
| --- | --- | --- |
| 湿毒下注证 | 利湿化浊，清热解毒 | 萆薢化毒汤＋黄柏、土茯苓、大青叶 |
| 湿热毒蕴证 | 清热解毒，化浊利湿 | 黄连解毒汤＋苦参、萆薢、土茯苓、大青叶、马齿苋 |

**考点　艾滋病**

| 证型 | 治法 | 方药 |
|---|---|---|
| 肺卫受邪证 | 宣肺祛风，清热解毒 | 银翘散 |
| 肺肾阴虚证 | 滋补肺肾，解毒化痰 | 百合固金汤＋瓜蒌贝母汤 |
| 脾胃虚弱证 | 扶正祛邪，培补脾胃 | 补中益气汤＋参苓白术散 |
| 脾肾亏虚证 | 温补脾肾，益气回阳 | 肾气丸＋四神丸 |
| 气虚血瘀证 | 补气化瘀，活血清热 | 补阳还五汤、犀角地黄汤＋消瘰丸 |
| 窍闭痰蒙证 | 清热化痰，开窍通闭 | 安宫牛黄丸或紫雪丹或至宝丹 |

# 第十单元　肛门直肠疾病

## 考点　痔★

内痔、外痔的鉴别

| 项目 | 内痔 | 外痔 |
| --- | --- | --- |
| 部位 | 齿线上 | 齿线下 |
| 分期或分类 | Ⅰ期：痔核较小，不脱出，以便血为主 | 静脉曲张性外痔、血栓性外痔、结缔组织性外痔、炎性外痔 |
| | Ⅱ期：痔核较大，大便时可脱出肛外，便后自行回纳 | |
| | Ⅲ期：痔核更大，大便时痔核脱出肛外，不能自行回纳，须用手推或平卧、热敷后才能回纳，便血不多或不出血 | |
| | Ⅳ期：痔核脱出，不能及时回纳，嵌顿于外，因充血、水肿和血栓形成，以致肿痛、糜烂和坏死，即嵌顿性内痔 | |

内痔的内治法

| 证型 | 治法 | 方药 |
|---|---|---|
| 风热肠燥证 | 清热凉血祛风 | 凉血地黄汤 |
| 湿热下注证 | 清热利湿止血 | 脏连丸 |
| 气滞血瘀证 | 清热利湿，行气活血 | 止痛如神汤 |
| 脾虚气陷证 | 补中益气，升阳举陷 | 补中益气汤 |

**考点** 息肉痔

| | |
|---|---|
| 概念 | 直肠内黏膜上的赘生物，常见的直肠良性肿瘤 |
| 病因 | 湿热下注迫大肠，肠道气机不利，瘀血浊气凝聚 |

**考点** 肛隐窝炎

| | |
|---|---|
| 概念 | 肛隐窝、肛门瓣的急、慢性炎症 |
| 病因病机 | ①饮食不节，过食醇酒厚味、辛辣炙煿。②虫积骚扰，湿热内生，下注肛部。③肠燥便秘，破损染毒而成 |
| 主要症状 | 肛门部不适、肛门潮湿有分泌物 |

## 考点 肛痈、肛漏★

肛痈、肛漏的鉴别

| 项目 | 肛痈 | 肛漏 |
| --- | --- | --- |
| 概念 | 肛管直肠周围间隙发生急、慢性感染而形成的脓肿 | 直肠肛管与周围皮肤相通形成的瘘管 |
| 特点 | 肛周疼痛、肿胀、有结块 | 局部反复流脓、疼痛、瘙痒 |
| 外治法 | ①初起：实证——金黄膏、黄连膏；虚证——冲和膏。②成脓：早期切开引流。③溃后：九一丹纱条引流，脓尽改用生肌散纱条 | |

肛痈的内治法

| 证型 | 治法 | 方药 |
| --- | --- | --- |
| 热毒蕴结证 | 清热解毒 | 仙方活命饮、黄连解毒汤 |
| 火毒炽盛证 | 清热解毒透脓 | 透脓散 |
| 阴虚毒恋证 | 养阴清热，祛湿解毒 | 青蒿鳖甲汤＋三妙丸 |

## 考点　肛裂★

### 肛裂的概念、症状、分类

| | | |
|---|---|---|
| 概念 | 肛裂指肛管的皮肤全层纵行裂开并形成感染性溃疡 | |
| 症状 | 周期性疼痛、出血、便秘 | |
| 分类 | 早期肛裂 | 发病时间较短，仅在肛管皮肤见一个小的溃疡，创面浅而色鲜红，边缘整齐而有弹性 |
| | 陈旧性肛裂 | 以裂口、栉膜带、赘皮性外痔、单口内瘘、肛窦炎、肛乳头炎或肛乳头肥大为特征 |

### 肛裂的内治法

| 证型 | 治法 | 方药 |
|---|---|---|
| 血热肠燥证 | 清热润肠通便 | 凉血地黄汤＋脾约麻仁丸 |
| 阴虚津亏证 | 养阴清热润肠 | 润肠丸 |
| 气滞血瘀证 | 理气活血，润肠通便 | 六磨汤＋红花、桃仁、赤芍 |

**考点** 脱肛

脱肛的概念、病因病机、分类

| | | |
|---|---|---|
| 概念 | | 直肠黏膜、肛管、直肠全层和部分乙状结肠向下移位，脱出肛门外的一种疾病 |
| 西医病名 | | 直肠脱垂 |
| 病因病机 | | 气虚下陷，固摄失司 |
| 分类 | Ⅰ度脱垂 | 直肠黏膜脱出，脱出物长3～5cm，柔软无弹性，不易出血，便后自行回纳 |
| | Ⅱ度脱垂 | 直肠全层脱出，脱出物长5～10cm，呈圆锥形，厚而有弹性，肛门松弛，有时需用手托回 |
| | Ⅲ度脱垂 | 直肠及部分乙状结肠脱出，长10cm以上，呈圆柱形，触之很厚，肛门松弛无力 |

脱肛的内治法

| 证型 | 治法 | 方药 |
|---|---|---|
| 脾虚气陷证 | 补气升提，收敛固涩 | 补中益气汤 |
| 湿热下注证 | 清热利湿 | 萆薢渗湿汤 |

考点　锁肛痔★

锁肛痔的内治法★

| 证型 | 治法 | 方药 |
| --- | --- | --- |
| 湿热蕴结证 | 清热利湿 | 槐角地榆丸 |
| 气滞血瘀证 | 理气活血化瘀 | 桃红四物汤＋失笑散 |
| 气阴两虚证 | 益气养阴，清热解毒 | 四君子汤＋增液汤 |

## 第十一单元　泌尿男科疾病

考点　子痈

子痈的概念、病因、诊断

| | |
| --- | --- |
| 西医病名 | 急慢性附睾炎，睾丸炎 |
| 概念 | 睾丸及附睾的化脓性疾病 |
| 病因 | 湿热下注、气滞痰凝 |
| 诊断 | ①急性子痈——附睾或睾丸肿痛，突然发作，行动或站立加重，疼痛可放射至腹股沟及下腹部。②慢性子痈——阴囊部隐痛、发胀、下坠感，放射到下腹部及同侧的大腿根部 |

子痈的内治法

| 证型 | 治法 | 方药 |
| --- | --- | --- |
| 湿热下注证 | 清热利湿，解毒消肿 | 枸橘汤或龙胆泻肝汤 |
| 气滞痰凝证 | 疏肝理气，化痰散结 | 橘核丸 |

**考点** 尿石症、慢性前列腺炎、前列腺增生症

尿石症、慢性前列腺炎、前列腺增生症的病因、诊断

| 病名 | 尿石症 | 慢性前列腺炎 | 前列腺增生症 |
| --- | --- | --- | --- |
| 病因 | 肾虚为本，湿热为标 | ①相火妄动或忍精不泄，化为白浊。②房事不洁，湿热内侵，气血瘀阻 | |
| 诊断 | ①上尿路结石：突发肾或输尿管绞痛和血尿。②膀胱结石：排尿中断，疼痛可放射至阴茎头和远端尿道。③尿道结石：排尿困难，呈点滴状 | ①尿频、尿急、尿痛，排尿终末常有白色分泌物。②直肠指检前列腺大小正常，触诊可有轻度压痛 | 进行性尿频，夜间明显，伴排尿困难，尿线变细 |

尿石症、慢性前列腺炎、前列腺增生症的内治法

| 病名 | 证型 | 治法 | 方药 |
| --- | --- | --- | --- |
| 尿石症 | 湿热蕴结证 | 清热利湿，通淋排石 | 三金排石汤 |
| | 气血瘀滞证 | 理气活血，通淋排石 | 金铃子散 + 石韦散 |
| | 肾气不足证 | 补肾益气，通淋排石 | 济生肾气丸 |
| 慢性前列腺炎 | 湿热蕴结证 | 清热利湿 | 八正散或龙胆泻肝汤 |
| | 气滞血瘀证 | 活血祛瘀，行气止痛 | 前列腺汤 |
| | 肾虚火旺证 | 滋阴降火 | 知柏地黄汤 |
| | 肾阳虚损证 | 补肾助阳 | 济生肾气丸 |
| 前列腺增生症 | 湿热下注证 | 清热利湿，消癃通闭 | 八正散 |
| | 脾肾气虚证 | 补脾益气，温肾利尿 | 补中益气汤 + 菟丝子、肉苁蓉、补骨脂、车前子 |
| | 气滞血瘀证 | 行气活血，通窍利尿 | 沉香散 |
| | 肾阴亏虚证 | 滋补肾阴，通窍利尿 | 知柏地黄丸 + 丹参、琥珀、王不留行、地龙 |
| | 肾阳不足证 | 温补肾阳，通窍利尿 | 济生肾气丸 |

**考点** 男性不育症

| 证型 | 治法 | 方药 |
|---|---|---|
| 肾阳虚衰证 | 温补肾阳，益肾填精 | 金匮肾气丸 + 五子衍宗丸 |
| 肾阴不足证 | 滋补肾阴，益精养血 | 左归丸 + 五子衍宗丸 |
| 肝郁气滞证 | 疏肝解郁，温肾益精 | 柴胡疏肝散 + 五子衍宗丸 |
| 湿热下注证 | 清热利湿 | 程氏萆薢分清饮 |
| 气血两虚证 | 补益气血 | 十全大补汤 |

# 第十二单元 周围血管疾病

**考点** 股肿、血栓性浅静脉炎

股肿、血栓性浅静脉炎的概念、症状、诊断要点

| 项目 | 股肿（下肢深静脉血栓形成） | 血栓性浅静脉炎 |
|---|---|---|
| 概念 | 深部静脉血栓形成和炎性病变所引起的一种疾病 | |

续表

| | | |
|---|---|---|
| 症状 | 肢体肿胀、疼痛、局部皮温升高、浅静脉怒张 | ①初期见条索状物，患处皮肤发红、疼痛。②后期患处遗留一条索状物，色黄褐，可有压痛，或结节破溃形成臁疮 |
| 诊断要点 | ①小腿深静脉血栓形成：肢体疼痛。②髂股静脉血栓形成：突然性、广泛性、单侧下肢粗肿。③混合性深静脉血栓形成：兼具以上两者特点。④深静脉血栓形成后遗症：肢体肿胀、浅静脉曲张、色素沉着、溃疡 | ①肢体血栓性浅静脉炎：沿着发病的静脉有疼痛、红肿、灼热感，常可扪及结节或硬索状物。②胸腹壁浅静脉炎：单侧胸腹壁出现一条索状硬物，皮肤发红、刺痛。③游走性血栓性浅静脉炎：具有游走、间歇、反复发作的特点 |

股肿的内治法

| 证型 | 治法 | 方药 |
|---|---|---|
| 湿热下注证 | 清热利湿，活血化瘀 | 四妙勇安汤 |
| 血脉瘀阻证 | 活血化瘀，通络止痛 | 活血通脉汤加味 |
| 气虚湿阻证 | 益气健脾，祛湿通络 | 参苓白术散 |

血栓性浅静脉炎的内治法

| 证型 | 治法 | 方药 |
|---|---|---|
| 湿热证 | 清热利湿，解毒通络 | 二妙散＋茵陈赤豆汤 |
| 血瘀证 | 活血化瘀，行气散结 | 活血通脉汤＋鸡血藤、桃仁、忍冬藤 |
| 肝郁证 | 疏肝解郁，活血解毒 | 柴胡清肝汤或复元活血汤 |

**考点** 筋瘤、臁疮★

筋瘤、臁疮的定义、特点、外治法

| 项目 | 筋瘤 | 臁疮 |
|---|---|---|
| 定义 | 以筋脉色紫、盘曲突起如蚯蚓状或形成团块为主要表现的浅表静脉病变 | 下肢慢性溃疡 |
| 特点 | 筋脉色紫，盘曲突起如蚯蚓状，形成团块 | 青筋显露，瘀久化热，疮口经久不愈 |

续表

| 项目 | 筋瘤 | 臁疮 |
|---|---|---|
| 外治法 | | ①初期：渗液多——洗药；渗液少——金黄膏薄敷。②后期：久不收口，疮面腐肉不脱——八二丹麻油；腐肉已脱，露新肉——生肌散外盖生肌玉红膏；周围有湿疹——青黛散调麻油盖贴 |

筋瘤的内治法

| 证型 | 治法 | 方药 |
|---|---|---|
| 劳倦伤气证 | 补中益气，活血舒筋 | 补中益气汤 |
| 寒湿凝筋证 | 暖肝散寒，益气通脉 | 暖肝煎 + 当归四逆汤 |
| 外伤瘀滞证 | 活血化瘀，和营消肿 | 活血散瘀汤 |

臁疮的内治法

| 证型 | 治法 | 方药 |
|---|---|---|
| 湿热下注证 | 清热利湿，和营解毒 | 二妙丸 + 五神汤 |
| 气虚血瘀证 | 益气活血，祛瘀生新 | 补阳还五汤 + 四物汤 |

**考点** 脱疽

## 脱疽的部位、特点、临床表现★

| | | |
|---|---|---|
| 西医病名 | | 血栓闭塞性脉管炎、动脉硬化性闭塞症、糖尿病足 |
| 部位 | | 四肢末端，下肢多见 |
| 特点 | | 初起肢体末端发凉、苍白、麻木，伴间歇性跛行，继而剧痛，日久患趾（指）坏死变黑，甚至趾（指）节脱落 |
| 临床表现 | 一期（局部缺血期） | 患足轻度肌肉萎缩，皮肤干燥，皮温稍低于健侧，足背动脉搏动减弱 |
| | 二期（营养障碍期） | 间歇性跛行加重，出现静息痛，肌肉明显萎缩，足背动脉搏动消失 |
| | 三期（坏死期） | 足趾紫红肿胀、溃烂坏死，或呈干性坏疽 |

## 三种脱疽的临床鉴别★

| 项目 | 血栓闭塞性脉管炎 | 动脉硬化性闭塞症 | 糖尿病足 |
|---|---|---|---|
| 发病年龄 | 20～40 | 40 岁以上 | 40 岁以上 |
| 浅静脉炎 | 游走性 | 无 | 无 |
| 高血压 | 极少 | 大部分有 | 大部分有 |

续表

| 项目 | 血栓闭塞性脉管炎 | 动脉硬化性闭塞症 | 糖尿病足 |
|---|---|---|---|
| 冠心病 | 无 | 有 | 可有可无 |
| 血脂 | 基本正常 | 升高 | 多数升高 |
| 血糖、尿糖 | 正常 | 正常 | 血糖高，尿糖阳性 |
| 受累血管 | 中、小动脉 | 大、中动脉 | 大、微血管 |

脱疽的内治法

| 证型 | 治法 | 方药 |
|---|---|---|
| 寒湿阻络 | 温阳散寒，活血通络 | 阳和汤 |
| 血脉瘀阻 | 活血化瘀，通络止痛 | 桃红四物汤＋炮山甲、地龙、乳香、没药 |
| 湿热毒盛 | 清热利湿，活血化瘀 | 四妙勇安汤＋连翘、黄柏、丹参、川芎、赤芍、牛膝 |
| 热毒伤阴 | 清热解毒，养阴活血 | 顾步汤 |
| 气阴两虚 | 益气养阴 | 黄芪鳖甲煎 |

## 第十三单元　其他外科疾病

### 考点　烧伤★

### 烧伤面积的计算★

| 常用方法 | 部位 | 比例 |
|---|---|---|
| 九分法 | 头、面、颈部 | 各为9% |
| | 双上肢 | 2×9% |
| | 躯干前后包括外阴部 | 3×9% |
| | 双下肢+臀部 | 5×9%+1%=46% |

### 烧伤深度的计算

| 分度 | | 深度 | 创面表现 | | 创面无感染时的愈合过程 |
|---|---|---|---|---|---|
| Ⅰ度（红斑） | | 达表皮角质层 | 感觉过敏 | 红肿热痛，干燥 | 2～3天脱屑痊愈，无瘢痕 |
| Ⅱ度（水疱） | 浅Ⅱ度 | 达真皮浅层 | | 基底红色，潮湿 | 1～2周愈合，无瘢痕 |
| | 深Ⅱ度 | 达真皮深层 | | 基底苍白，潮湿 | 3～4周愈合，可有瘢痕 |
| Ⅲ度（焦痂） | | 达皮肤全层，甚至伤及皮下组织、肌肉和骨骼 | 痛觉消失 | 硬如皮革，干燥 | 2～4周焦痂脱离，形成瘢痕和瘢痕挛缩 |

重度烧伤后的内治法

| 证型 | 治法 | 方药 |
|---|---|---|
| 火毒伤津证 | 清热解毒，益气养阴 | 黄连解毒汤、银花甘草汤、犀角地黄汤或清营汤 |
| 阴伤阳脱证 | 回阳救逆，益气护阴 | 四逆汤、参附汤+生脉散 |
| 火毒内陷证 | 清营凉血解毒 | 清营汤或黄连解毒汤+犀角地黄汤 |
| 气血两虚证 | 补气养血，兼清余毒 | 托里消毒散或八珍汤+金银花、黄芪 |
| 脾虚阴伤证 | 补气健脾，益胃养阴 | 益胃汤+参苓白术散 |

**考点　毒蛇咬伤**

| | |
|---|---|
| 毒蛇种类 | 神经毒——银环蛇、金环蛇、海蛇 |
| | 血循毒——蝰蛇、尖吻蝮蛇、竹叶青蛇、烙铁头蛇 |
| | 混合毒——蝮蛇、眼镜蛇、眼镜王蛇 |
| 病因病机 | 蛇毒系风、火二毒，风火相扇，则邪毒鸱张，必客于营血或内陷厥阴 |
| 治疗措施 | ①局部常规处理：早期结扎、扩创排毒、烧灼针刺等。②辨证论治。③抗蛇毒血清治疗。④危重症抢救 |

**考点　肠痈**

肠痈的临床表现、外治法

| | | |
|---|---|---|
| 临床表现 | 初期 | 起于脐周或上腹部，腹痛有转移性，并固定在右下腹痛，疼痛持续性、进行性加重 |
| | 酿脓期 | 腹痛加剧，右下腹明显压痛、反跳痛，局限性腹皮挛急或右下腹可触及包块。伴见壮热不退、恶心呕吐等 |
| | 溃脓期 | 腹皮挛急，全腹压痛、反跳痛，恶心呕吐，大便秘结，或似痢不爽 |
| | 变症 | ①慢性肠痈。②腹部包块。③湿热黄疸。④内外瘘形成 |

肠痈的内治法★

| 证型 | 治法 | 方药 |
|---|---|---|
| 瘀滞证 | 行气活血，通腑泄热 | 大黄牡丹汤＋红藤煎剂 |
| 湿热证 | 通腑泄热，解毒利湿透脓 | 复方大柴胡汤或大黄牡丹汤＋红藤煎剂＋败酱草、白花蛇舌草、蒲公英 |
| 热毒证 | 通腑排脓，养阴清热 | 大黄牡丹汤＋透脓散 |

# 第七章　中医妇科学

## 第一单元　女性的生理特点

### 考点　月经

月经的生理表现、产生机理

| | | |
|---|---|---|
| 生理表现 | 月经初潮 | 第一次月经来潮，年龄多在13~14岁 |
| | 月经周期 | 一般21~35天 |
| | 经期 | 正常经期为3~7天 |
| | 月经的量、色、质 | 月经量一般30~50mL为适中，超过80mL为月经过多 |
| | 绝经 | 年龄一般为45~55岁 |
| | 特殊生理表现 | 并月、居经、避年等 |
| 产生机理 | 肾、天癸、冲任、胞宫是产生月经的中心环节 | |

**考点** 妊娠与产育

| | |
|---|---|
| 妊娠期生理现象 | ①月经停闭。②早孕反应。③妊娠滑脉。④乳房变化。⑤子宫增大。⑥胎动、胎心 |
| 预产期的计算方法 | 从末次月经的第一天算起，月数加9（或减3），日数加7（阴历则加14） |
| 恶露持续时间 | 红恶露持续3~4天；浆液性恶露，持续7~10天；白恶露，2~3周干净 |
| 最佳断乳时间 | 产后10~12个月 |

## 第二单元 妇科疾病的病因病机

| | | |
|---|---|---|
| 病因 | 寒、热、湿邪 | |
| | 七情内伤 | 情志因素导致妇科病，以怒、思、恐为害尤甚 |
| | 生活失度 | ①房事所伤。②饮食失宜。③劳逸失常。④跌仆损伤 |
| | 体质因素 | |
| 病机 | 人体是以五脏为中心的有机整体，脏腑生理功能的紊乱和脏腑气血阴阳的失调，均可导致妇产科疾病，其中关系最密切的是肾、肝、脾三脏 | |

# 第三单元　月经病

## 考点　月经先期

| 证型 | | 证候 | | 治法 | 方药 |
|---|---|---|---|---|---|
| 气虚证 | 脾气虚证 | 月经周期提前 | 神疲肢倦，气短懒言，小腹空坠 | 补脾益气，摄血调经 | 补中益气汤 |
| | 肾气虚证 | | 腰酸腿软，头晕耳鸣 | 补肾益气，固冲调经 | 固阴煎 |
| 血热证 | 阴虚血热证 | | 月经色红，质稠，或伴两颧潮红，手足心热，咽干口燥 | 养阴清热调经 | 两地汤 |
| | 阳盛血热证 | | 量多，色深红或紫红，质黏稠，或伴心烦，面红口干 | 清热凉血调经 | 清经散 |
| | 肝郁血热证 | | 经色深红或紫红，质稠，乳房胀痛，烦躁易怒，口苦咽干 | 疏肝清热，凉血调经 | 丹栀逍遥散 |

## 考点 月经后期

### 月经后期的辨证论治

<table>
<tr><th colspan="2">证型</th><th colspan="2">证候</th><th>治法</th><th>方药</th></tr>
<tr><td colspan="2">肾虚证</td><td rowspan="5">月经周期延后</td><td>腰膝酸软，头晕耳鸣，带下清稀，面色晦暗</td><td>补肾养血调经</td><td>当归地黄饮</td></tr>
<tr><td colspan="2">血虚证</td><td>小腹绵绵作痛，头晕眼花，心悸少寐</td><td>补血益气调经</td><td>大补元煎</td></tr>
<tr><td rowspan="2">血寒证</td><td>虚寒证</td><td>小腹隐痛，喜热喜按，腰酸无力</td><td>扶阳祛寒调经</td><td>温经汤（《金匮要略》）</td></tr>
<tr><td>实寒证</td><td>小腹冷痛拒按，得热痛减，畏寒肢冷</td><td>温经散寒调经</td><td>温经汤（《妇人大全良方》）</td></tr>
<tr><td colspan="2">气滞证</td><td>小腹胀痛，精神抑郁，经前乳房胀痛</td><td>理气行滞调经</td><td>乌药汤</td></tr>
</table>

### 月经后期与早孕的鉴别

| 项目 | 月经后期 | 早孕 |
|---|---|---|
| 相同点 | 均有月经推迟 | |
| 不同点 | 以往多有月经失调病史 | 有早孕反应，子宫体增大、变软，妊娠试验阳性，B 超检查可见子宫腔内有孕囊 |

**考点** 月经先后无定期★

| 证型 | 证候 | | 治法 | 方药 |
|---|---|---|---|---|
| 肾虚证 | 经来先后无定期，经量或多或少 | 头晕耳鸣，腰骶酸痛 | 补肾调经 | 固阴煎 |
| 肝郁证 | | 胸胁、乳房胀痛，时叹息，嗳气食少 | 疏肝理气调经 | 逍遥散 |

**考点** 月经过多

| 证型 | 证候 | | 治法 | 方药 |
|---|---|---|---|---|
| 气虚证 | 经行量多 | 色淡红，质稀，气短懒言，小腹空坠 | 补气摄血固冲 | 举元煎 |
| 血热证 | | 色鲜红，质黏稠，口渴，心烦 | 清热凉血，固冲止血 | 保阴煎＋地榆、茜草、马齿苋 |
| 血瘀证 | | 色紫暗，有血块，经行腹痛，舌紫暗或有瘀点 | 活血化瘀止血 | 失笑散＋益母草、三七、茜草 |

**考点** 月经过少

<table>
<tr><th>证型</th><th colspan="2">证候</th><th>治法</th><th>方药</th></tr>
<tr><td>肾虚证</td><td rowspan="4">经行量少</td><td>色暗淡，质稀，腰膝酸软，头晕耳鸣</td><td>补肾益精，养血调经</td><td>归肾丸</td></tr>
<tr><td>血虚证</td><td>色淡，质稀，头晕眼花，心悸</td><td>养血益气调经</td><td>滋血汤</td></tr>
<tr><td>血瘀证</td><td>色紫暗，有血块，小腹胀痛，舌紫暗</td><td>活血化瘀调经</td><td>桃红四物汤</td></tr>
<tr><td>痰湿证</td><td>色淡红，质黏腻如痰，形体肥胖</td><td>燥湿化痰调经</td><td>苍附导痰丸</td></tr>
</table>

**考点** 经间期出血

经间期出血的辨证论治

<table>
<tr><th>证型</th><th colspan="2">证候</th><th>治法</th><th>方药</th></tr>
<tr><td>肾阴虚证</td><td rowspan="3">两次月经中间，阴道少量出血或稍多</td><td>头晕腰酸，夜寐不宁，五心烦热，便艰尿黄</td><td>滋肾养阴，固冲止血</td><td>两地汤＋二至丸</td></tr>
<tr><td>湿热证</td><td>小腹时痛，骨节酸楚，胸闷烦躁，口苦咽干，纳呆腹胀，小便短赤</td><td>清利湿热，固经止血</td><td>清肝止淋汤－阿胶、红枣＋小蓟、茯苓</td></tr>
<tr><td>血瘀证</td><td>少腹胀痛或刺痛，情志抑郁，胸闷烦躁</td><td>化瘀止血</td><td>逐瘀止血汤</td></tr>
</table>

经间期出血、月经先期、月经过少的鉴别

| 鉴别要点 | 经间期出血 | 月经先期 | 月经过少 |
|---|---|---|---|
| 病因病机 | 阴阳转化不协调 | 冲任不固，经血失于制约 | 精亏血少，冲任血海亏虚足 |
| 临床表现 | 月经周期基本正常，在两次月经之间，发生周期性出血 | 月经周期提前 7 天以上，甚至 10 余日一行，连续 2 个周期以上 | 月经周期正常，经量明显减少，或经期不足 2 天，甚或点滴即净 |

## 考点 崩漏★

| 证型 | | 证候 | | 治法 | 方药 |
|---|---|---|---|---|---|
| 脾虚证 | | 月经的周期、经期、经量发生严重失常 | 血色淡，质清稀，面色白，神疲气短，小腹空坠 | 补气摄血，固冲止崩 | 固本止崩汤 |
| 肾虚证 | 肾气虚证 | | 色淡红或淡暗，质清稀，面色晦暗，眼眶暗，小腹空坠 | 补肾益气，固冲止血 | 加减苁蓉菟丝子丸+党参、黄芪、阿胶 |
| | 肾阳虚证 | | 血色淡红或淡暗质稀，面色晦暗，肢冷畏寒，腰膝酸软 | 温肾益气，固冲止血 | 右归丸+党参、黄芪、三七 |
| | 肾阴虚证 | | 头晕耳鸣，腰膝酸软，五心烦热，夜寐不宁 | 滋肾益阴，固冲止血 | 左归丸+二至丸或滋阴固气汤 |
| 血热证 | 虚热证 | | 血色鲜红，面颊潮红，烦热少寐，咽干口燥 | 养阴清热，固冲止血 | 上下相资汤 |
| | 实热证 | | 血色深红、质稠，口渴烦热，便秘溺黄 | 清热凉血，固冲止血 | 清热固经汤 |
| 血瘀证 | | | 经色暗有血块，舌质紫暗或边尖有瘀点 | 活血化瘀，固冲止血 | 逐瘀止血汤或将军斩关汤 |

## 考点　闭经★

| 证型 | | 证候 | 治法 | 方药 |
|---|---|---|---|---|
| 气血虚弱证 | 周期延迟渐至经闭不行 | 神疲肢倦，头晕眼花，心悸气短，面色萎黄 | 益气养血调经 | 人参养荣汤 |
| 肾气亏损证 | | 腰腿酸软，头晕耳鸣，倦怠乏力，夜尿频多 | 补肾益气，调理冲任 | 加减苁蓉菟丝子丸＋淫羊藿、紫河车 |
| 阴虚血燥证 | | 五心烦热，颧红唇干，盗汗甚至骨蒸劳热 | 养阴清热调经 | 加减一阴煎＋丹参、黄精、女贞子、制香附 |
| 气滞血瘀证 | | 精神抑郁，少腹胀痛拒按，烦躁易怒，舌紫暗、有瘀点 | 理气活血，祛瘀通经 | 血府逐瘀汤 |
| 痰湿阻滞证 | | 形体肥胖，胸闷泛恶，神疲倦怠，纳少痰多，或带下量多色白 | 健脾燥湿化痰，活血调经 | 四君子汤＋苍附导痰丸＋当归、川芎 |

**考点** 痛经★

| 证型 | 证候 | | 治法 | 方药 |
|---|---|---|---|---|
| 气滞血瘀证 | 经前或经期小腹疼痛 | 小腹胀痛拒按，乳房胀痛，经行不畅 | 理气行滞，化瘀止痛 | 膈下逐瘀汤 |
| 寒凝血瘀证 | | 小腹冷痛，热则痛减，肢冷畏寒 | 温经散寒，化瘀止痛 | 少腹逐瘀汤或温经散寒汤 |
| 湿热瘀阻证 | | 痛连腰骶，带下量多，色黄质稠有臭味 | 清热除湿，化瘀止痛 | 清热调血汤＋车前子、薏苡仁、败酱草 |
| 气血虚弱证 | | 小腹隐痛，神疲乏力，头晕心悸，面色无华 | 益气养血，调经止痛 | 圣愈汤 |
| 肾气亏损证 | | 经色暗淡，量少质稀薄，头晕耳鸣，面色晦暗，健忘失眠 | 补肾益精，养血止痛 | 益肾调经汤或调肝汤 |

## 考点　经行泄泻

| 证型 | 证候 | | 治法 | 方药 |
|---|---|---|---|---|
| 脾虚证 | 月经前后，或正值经期，大便溏薄或泄泻 | 脘腹胀满，神疲肢软，或面肢浮肿 | 健脾渗湿，理气调经 | 参苓白术散 |
| 肾虚证 | | 经色淡，质清稀，腰膝酸软，头晕耳鸣，畏寒肢冷 | 温阳补肾，健脾止泻 | 健固汤 |

## 考点　经行浮肿★

| 证型 | 证候 | | 治法 | 方药 |
|---|---|---|---|---|
| 脾肾阳虚证 | 经行面浮肢肿 | 腹胀纳减，腰膝酸软，大便溏薄 | 温肾化气，健脾利水 | 肾气丸＋苓桂术甘汤 |
| 气滞血瘀证 | | 按之随手而起，月经色暗有块，脘闷胁胀，善太息 | 理气行滞，养血调经 | 八物汤＋泽泻、益母草 |

**考点　经行吐衄**

| 证型 | 证候 | | 治法 | 方药 |
|---|---|---|---|---|
| 肝经郁火证 | 经前或经期吐血、衄血 | 心烦易怒，或两胁胀痛，口苦咽干，头晕耳鸣 | 清肝调经 | 清肝引经汤 |
| 肺肾阴虚证 | | 头晕耳鸣，手足心热，两颧潮红，潮热咳嗽，咽干口渴 | 滋阴养肺 | 顺经汤 + 牛膝 |

**考点　绝经前后诸证★**

| 证型 | 证候 | 治法 | 方药 |
|---|---|---|---|
| 肾阴虚证 | 头晕耳鸣，腰背酸痛，烘热出汗，五心烦热 | 滋养肾阴，佐以潜阳 | 左归丸 + 二至丸 + 制首乌、龟甲 |
| 肾阳虚证 | 精神萎靡，面色晦暗，腰背冷痛，小便清长，夜尿频数 | 温肾扶阳 | 右归丸 |
| 肾阴阳俱虚证 | 月经紊乱，乍寒乍热，烘热汗出，头晕耳鸣，腰背冷痛 | 阴阳双补 | 二仙汤 + 二至丸 + 菟丝子、何首乌、龙骨、牡蛎 |

**考点** 经断复来

| 证型 | 证候 | | 治法 | 方药 |
| --- | --- | --- | --- | --- |
| 脾虚肝郁证 | 经断后阴道出血 | 量少，色淡，质稀，气短懒言，神疲肢倦，食少腹胀，胁肋胀满 | 健脾调肝，安冲止血 | 安老汤 |
| 肾阴虚证 | | 量少，色鲜红，质稍稠，腰膝酸软，潮热盗汗，头晕耳鸣 | 滋阴清热，安冲止血 | 知柏地黄丸 + 阿胶、龟甲 |
| 湿热下注证 | | 口苦咽干，疲惫无力，纳谷不馨，大便不爽，小便短赤 | 清热利湿，凉血止血 | 易黄汤 + 黄芩、茯苓、泽泻、侧柏叶、大蓟、小蓟 |
| 湿毒瘀结证 | | 量少，淋漓不断，夹有杂色带下，恶臭，小腹疼痛，低热起伏，神疲，形体消瘦，舌质暗或有瘀斑 | 利湿解毒，化瘀散结 | 萆薢渗湿汤 + 桂枝茯苓丸 - 滑石 + 黄芪、三七 |

## 第四单元　带下病

### 考点　带下过多★

| 证型 | 证候 | | 治法 | 方药 |
|---|---|---|---|---|
| 脾虚证 | 带下量多，色、质、气味异常 | 色白或淡黄，质稀薄，无臭，面色白或萎黄，四肢倦怠，纳少便溏 | 健脾益气，升阳除湿 | 完带汤 |
| 肾阳虚证 | | 腰酸如折，畏寒肢冷，小腹冷感 | 温肾培元，固涩止带 | 内补丸 |
| 阴虚夹湿证 | | 带下量多，色黄或赤白相兼，质稠，有气味，腰酸腿软，五心烦热，咽干口燥 | 滋肾益阴，清热利湿 | 知柏地黄汤 |
| 湿热下注证 | | 带下量多，色黄或呈脓性，质黏稠，有臭气，小便短赤 | 清利湿热，佐以解毒杀虫 | 止带方 |
| 热毒蕴结证 | | 带下量多，黄绿如脓，或赤白相兼，质黏腻，臭秽难闻，小腹疼痛，腰骶酸痛，口苦咽干，小便短赤 | 清热解毒 | 五味消毒饮＋土茯苓、败酱草、鱼腥草、薏苡仁 |

# 第五单元　妊娠病

## 考点　妊娠恶阻★

<table>
<tr><th>证型</th><th colspan="2">证候</th><th>治法</th><th>方药</th></tr>
<tr><td>脾胃虚弱证</td><td rowspan="2">妊娠早期，恶心呕吐</td><td>口淡，呕吐清涎，头晕体倦，脘痞腹胀</td><td>健脾和胃，降逆止呕</td><td>香砂六君子汤</td></tr>
<tr><td>肝胃不和证</td><td>呕吐酸水或苦水，恶闻油腻，烦渴，口干口苦，头胀而晕，胸满胁痛，嗳气叹息</td><td>清肝和胃，降逆止呕</td><td>橘皮竹茹汤＋法半夏、白芍、枇杷叶、柿蒂、乌梅</td></tr>
</table>

## 考点　妊娠腹痛、妊娠小便不通

<table>
<tr><td rowspan="2">妊娠腹痛</td><td>概念</td><td>妊娠期，因胞脉阻滞或失养，发生小腹疼痛</td></tr>
<tr><td>病因病机</td><td>血虚、气滞、虚寒、血瘀</td></tr>
<tr><td>妊娠小便不通</td><td>概念</td><td>妊娠期间，小便不通，甚至小腹胀急疼痛，心烦不得卧</td></tr>
</table>

**考点** 胎漏、胎动不安★

| 证型 | 证候 | | 治法 | 方药 |
|---|---|---|---|---|
| 肾虚证 | 孕期阴道少量出血 | 头晕耳鸣，腰软，腹痛，下坠，夜尿多 | 补肾健脾，益气安胎 | 寿胎丸＋党参、白术，或滋肾育胎丸 |
| 气血虚弱证 | | 色淡红、质清稀，或小腹空坠而痛，腰酸，心悸气短，神疲肢倦 | 补气养血，固肾安胎 | 胎元饮 |
| 血热证 | | 色鲜红或深红、质稠，口苦咽干，心烦不安，便结溺黄 | 清热凉血，养血安胎 | 保阴煎或当归散 |
| 血瘀证 | | 宿有癥积，或跌仆闪挫，腹痛下坠，舌暗红，或有瘀斑 | 活血化瘀，补肾安胎 | 桂枝茯苓丸＋寿胎丸 |

## 考点 子肿

| 证型 | 证候 | | 治法 | 方药 |
|---|---|---|---|---|
| 脾虚证 | 妊娠数月面目四肢浮肿 | 皮薄光亮，按之凹陷不起，脘腹胀满，食欲不振 | 健脾利水 | 白术散+砂仁 |
| 肾虚证 | | 下肢尤甚，按之如泥，腰酸乏力，下肢逆冷，小便不利 | 补肾温阳，化气行水 | 真武汤 |
| 气滞证 | | 始于两足，随按随起，头晕胀痛，胸闷胁胀 | 理气行滞，除湿消肿 | 天仙藤散 |

## 考点 妊娠小便淋痛

| 证型 | 证候 | | 治法 | 方药 |
|---|---|---|---|---|
| 阴虚津亏证 | 妊娠期间出现尿频、尿急，淋沥涩痛 | 午后潮热，手足心热，大便干结，颧赤唇红 | 滋阴清热，润燥通淋 | 知柏地黄丸+麦冬、五味子、车前子 |
| 心火偏亢证 | | 面赤心烦，口舌生疮 | 清心泻火，润燥通淋 | 导赤散+玄参、麦冬 |
| 湿热下注证 | | 小便短赤，小腹坠胀，胸闷纳少，带下黄稠量多 | 清热利湿，润燥通淋 | 加味五苓散 |

## 第六单元　产后病

### 考点　概述★

| | |
|---|---|
| 产后“三冲” | 冲心、冲肺、冲胃 |
| 产后“三病” | 痉、郁冒、大便难 |
| 产后“三急” | 呕吐、盗汗、泄泻 |
| 产后病的病因病机 | ①亡血伤津。②元气受损。③瘀血内阻。④外感六淫或饮食、房劳所伤 |
| 产后三审 | 先审小腹痛与不痛；次审大便通与不通；再审乳汁的行与不行和饮食多少 |
| 产后病治疗原则 | 勿拘于产后，亦勿忘于产后 |
| 产后用药“三禁” | 禁大汗；禁峻下；禁通利小便 |

### 考点　产后血晕

产后血晕的辨证论治

| 证型 | 证候 | 治法 | 方药 |
|---|---|---|---|
| 血虚气脱证 | 产时或产后失血过多，突然晕眩，面色苍白，甚则昏不知人，手撒肢冷，冷汗淋漓 | 益气固脱 | 参附汤 |

续表

| 证型 | 证候 | 治法 | 方药 |
|---|---|---|---|
| 瘀阻气闭证 | 产后恶露不下或量少，少腹阵痛拒按，突然头晕眼花，不能起坐，甚则不省人事，面色青紫 | 行血逐瘀 | 夺命散 + 当归、川芎 |

产后血晕与产后郁冒、产后痉病、产后子痫的鉴别

| 鉴别要点 | 产后血晕 | 产后郁冒 | 产后痉病 | 产后子痫 |
|---|---|---|---|---|
| 病因病机 | 产后阴血暴亡，心神失养或瘀血停滞，气逆攻心 | 产后亡血复汗感受寒邪 | 产时创伤，感染邪毒，或产后亡血伤津，筋脉失养 | 产前有头晕目眩、头面及四肢浮肿、高血压、蛋白尿等病史 |
| 临床表现 | 不省人事，口噤甚则昏迷不醒 | 头眩目瞀，郁闷不舒，呕不能食，大便反坚，但头汗出 | 四肢抽搐、项背强直、角弓反张 | 抽搐症状 |

**考点** 产后发热

| 病机 | 证型 | 证候 | 治法 | 方药 |
|---|---|---|---|---|
| ①感染邪毒，正邪交争。②正气亏虚，易感外邪。③阴血亏虚，阳气浮散。④败血停滞，营卫不通 | 感染邪毒证 | 产后高热寒战，腹痛拒按，心烦口渴，尿少色黄，大便燥结 | 清热解毒，凉血化瘀 | 五味消毒饮＋失笑散＋丹皮、赤芍、鱼腥草、益母草 |
| | 外感证 | 产后恶寒发热，鼻流清涕，头痛 | 养血祛风，疏解表邪 | 荆防四物汤＋防风、苏叶 |
| | 血虚证 | 产后低热不退，头晕心悸，腹痛绵绵，喜按 | 补血益气，和营退热 | 补中益气汤＋地骨皮 |
| | 血瘀证 | 产后寒热时作，恶露不下，或下亦甚少，小腹疼痛拒按，舌紫暗 | 活血化瘀，和营退热 | 生化汤＋丹参、丹皮、益母草 |

**考点** 产后腹痛★

| 证型 | 证候 | 治法 | 方药 |
|---|---|---|---|
| 气血两虚证 | 产后小腹隐隐作痛，喜按喜揉，头晕眼花，心悸怔忡 | 补血益气，缓急止痛 | 肠宁汤或当归生姜羊肉汤 |

续表

| 证型 | 证候 | 治法 | 方药 |
| --- | --- | --- | --- |
| 瘀滞子宫证 | 产后小腹疼痛拒按，得热痛缓，面色青白，四肢不温，舌质紫暗 | 活血化瘀，温经止痛 | 生化汤 |

**考点　产后恶露不绝**

| 证型 | 证候 | | 治法 | 方药 |
| --- | --- | --- | --- | --- |
| 气虚证 | 恶露过期不尽 | 量多，色淡，质稀，无臭气；神疲懒言，四肢无力，小腹空坠 | 补气摄血固冲 | 补中益气汤 + 艾叶、阿胶、益母草 |
| 血热证 | | 量较多，色紫红，质黏稠，有臭秽气；口燥咽干，面色潮红 | 养阴清热止血 | 保阴煎 + 益母草、七叶一枝花、贯众 |
| 血瘀证 | | 量时少或时多，色暗有块；小腹疼痛拒按 | 活血化瘀止血 | 生化汤 + 益母草、炒蒲黄 |

# 第七单元　妇科杂病

## 考点　癥瘕★

| 证型 | 证候 | | 治法 | 方药 |
| --- | --- | --- | --- | --- |
| 气滞血瘀证 | 下腹结块 | 小腹胀满，精神抑郁，胸闷不舒，面色晦暗，肌肤甲错 | 行气活血，化瘀消癥 | 香棱丸＋桃仁、瞿麦、八月札、海藻，或大黄䗪虫丸 |
| 痰湿瘀结证 | | 胸脘痞闷，腰腹疼痛 | 化痰除湿，活血消癥 | 苍附导痰丸＋桂枝茯苓丸 |
| 湿热瘀阻证 | | 热痛起伏，触之痛剧，痛连腰骶，身热口渴，心烦不宁 | 清热利湿，化瘀消癥 | 大黄牡丹汤＋木通、茯苓 |
| 肾虚血瘀证 | | 月经量多或少，经行腹痛较剧，经色紫暗有块，腰膝酸软，头晕耳鸣 | 补肾活血，消散癥结 | 补肾祛瘀方，益肾调经汤 |

考点　盆腔炎★

| 证型 | | 证候 | 治法 | 方药 |
| --- | --- | --- | --- | --- |
| 急性盆腔炎 | 热毒炽盛证 | 高热恶寒，腹痛拒按，咽干口苦，大便秘结，小便短赤，带下量多 | 清热解毒，利湿排脓 | 五味消毒饮＋大黄牡丹汤 |
| | 湿热瘀结证 | 腹痛拒按，热势起伏，寒热来往，带下量多色黄，小便短赤 | 清热利湿，化瘀止痛 | 仙方活命饮＋薏苡仁、冬瓜仁 |
| 慢性盆腔炎 | 湿热瘀结证 | 少腹隐痛，痛连腰骶，低热起伏，胸闷纳呆，口干不欲饮，便溏或结，小便黄赤 | 清热利湿，化瘀止痛 | 银甲丸 |
| | 气滞血瘀证 | 少腹胀痛或刺痛，带下量多，情志抑郁，乳房胀痛 | 活血化瘀，理气止痛 | 膈下逐瘀汤 |
| | 寒湿凝滞证 | 小腹冷痛，喜热恶寒，经行延后，神疲乏力，腰骶冷痛 | 祛寒除湿，活血化瘀 | 慢盆汤 |
| | 气虚血瘀证 | 腹部疼痛或结块，带下量多，精神不振，疲乏无力，食少纳呆 | 益气健脾，化瘀散结 | 理冲汤 |

**考点　不孕症★**

<table>
<tr><th colspan="2">证型</th><th colspan="2">证候</th><th>治法</th><th>方药</th></tr>
<tr><td rowspan="3">肾虚证</td><td>肾气虚证</td><td rowspan="6">婚久不孕，月经不调</td><td>头晕耳鸣，腰酸腿软，精神疲倦，小便清长</td><td>补肾益气，温养冲任</td><td>毓麟珠</td></tr>
<tr><td>肾阳虚证</td><td>性欲淡漠，小腹冷，带下量多，清稀如水，头晕耳鸣，腰酸膝软，夜尿多</td><td>温肾暖宫，调补冲任</td><td>温胞饮或右归丸</td></tr>
<tr><td>肾阴虚证</td><td>头晕耳鸣，腰酸腿软，五心烦热，失眠多梦</td><td>滋肾养血，调补冲任</td><td>养精种玉汤</td></tr>
<tr><td colspan="2">肝气郁结证</td><td>胸胁、乳房胀痛，精神抑郁，善太息</td><td>疏肝解郁，理血调经</td><td>开郁种玉汤</td></tr>
<tr><td colspan="2">痰湿内阻证</td><td>形体肥胖，带下量多，色白质黏无臭，头晕心悸，胸闷泛恶</td><td>燥湿化痰，行滞调经</td><td>苍附导痰丸</td></tr>
<tr><td colspan="2">瘀滞胞宫证</td><td>经色紫暗，有血块，块下痛减，腹痛拒按</td><td>逐瘀荡胎，调经助孕</td><td>少腹逐瘀汤</td></tr>
</table>

## 考点　阴痒

| 证型 | 证候 | | 治法 | 方药 | 外治法 |
|---|---|---|---|---|---|
| 肝肾阴虚证 | 阴部瘙痒难忍 | 阴部皮肤变白，皲裂破溃，五心烦热，眩晕耳鸣，腰酸腿软 | 滋阴补肾，清肝止痒 | 知柏地黄丸＋当归、栀子、白鲜皮 | ①熏洗盆浴（洁尔阴、洁身纯等）。②阴道纳药 |
| 肝经湿热证 | | 带下量多，色黄如脓，味腥臭，伴心烦易怒，胸胁满痛，口苦口腻，食欲不振，小便黄赤 | 清热利湿，杀虫止痒 | 龙胆泻肝汤或萆薢渗湿汤，外用蛇床子散 | |

## 考点　子宫脱垂★

子宫脱垂的辨证论治

| 证型 | 证候 | | 治法 | 方药 |
|---|---|---|---|---|
| 气虚证 | 子宫下移或脱出阴道口外，小腹下坠 | 劳则加重，面色不华，四肢乏力 | 补中益气，升阳举陷 | 补中益气汤＋金樱子、杜仲、续断 |
| 肾虚证 | | 头晕耳鸣，腰膝酸软冷痛，小便频数 | 补肾固脱，益气升提 | 大补元煎＋黄芪 |

# 第八章　中医儿科学

## 第一单元　小儿生长发育

### 考点　小儿年龄分期

| 分期 | 分期标准 |
| --- | --- |
| 胎儿期 | 受孕至分娩属于胎儿期。胎龄满 28 周至产后 7 天称围生期 |
| 新生儿期 | 出生脐带结扎开始，至生后满 28 天 |
| 婴儿期 | 出生后 28 天后至 1 周岁 |
| 幼儿期 | 1～3 周岁 |
| 幼童期 | 3～7 周岁 |
| 儿童期 | 7 周岁至青春期来临 |
| 青春期 | 女孩自 11～12 周岁到 17～18 周岁，男孩自 13～14 周岁到 18～20 周岁 |

考点　小儿生长发育★

| 项目 | 新生儿 | <6 个月 | 7~12 个月 | >1 岁 | >2 岁 |
| --- | --- | --- | --- | --- | --- |
| 体重 | 约为 3kg | 3+0.7×月龄 | 7+0.5×（月龄-6） | 8+年龄×2 | |
| 身长 | 约为 50cm | | | | 70+7×年龄 |
| 囟门 | | 2~4 个月后囟闭合 | | 12~18 月前囟闭合 | |
| 乳牙 | 月龄-4（或 6） | | | | |
| 血压 | 收缩压（mmHg）=80+2×年龄，舒张压=收缩压×2/3 | | | | |

## 第二单元　小儿生理、病因、病理特点

考点　小儿生理、病因、病理特点

| | | |
| --- | --- | --- |
| 生理特点 | 脏腑娇嫩，形气未充 | “稚阳未充，稚阴未长” |
| | 生机蓬勃，发育迅速 | “纯阳”：小儿的生命活力，犹如旭日之初升，草木之方萌，蒸蒸日上，欣欣向荣 |

续表

| | | |
|---|---|---|
| 病因特点 | 外感因素 | 年龄越小，对六淫邪气的易感程度越高 |
| | 乳食因素 | 小儿“脾常不足”，且饮食不知自调，易于为乳食所伤 |
| | 先天因素 | 小儿出生之前已作用于胎儿的致病因素 |
| | 情志因素 | 小儿乍见异物或骤闻异声时，容易导致惊伤心神等 |
| | 意外因素 | 误触沸水明火的烫伤、跌打仆损的外伤、误食毒物的中毒等 |
| 病理特点 | 发病容易，传变迅速 | 小儿“脾常不足”“肺常不足”“肾常虚”，外感时行疾病在病程中易发生转化，表现为易虚易实、易寒易热 |
| | 脏器清灵，易趋康复 | 小儿的机体生机蓬勃，脏腑之气清灵，随拨随应 |

## 第三单元　四诊概要

### 考点　望诊

望诊特点及临床意义（一）

| 项目 | 临床表现 | 临床意义 |
|---|---|---|
| 望神色 | 面呈白色为寒证、虚证；红色为热证；青色为寒证、瘀证、痛证、惊痫；黄色为脾虚证或有湿浊；黑色为寒证、痛证、瘀证、水饮证 | |
| 察二便 | 大便燥结 | 内有实热或阴虚内热 |
| | 大便稀薄，夹白色凝块 | 内伤乳食 |
| | 大便稀薄，色黄秽臭 | 肠腑湿热 |
| | 下利清谷，洞泄不止 | 脾肾阳虚 |
| | 大便赤白黏冻 | 湿热积滞，多见于痢疾 |
| | 婴幼儿大便呈果酱色，伴阵发性哭闹 | 肠套叠 |

续表

| 项目 | 临床表现 | 临床意义 |
| --- | --- | --- |
| 察指纹 | 浮沉分表里，红紫辨寒热，淡滞定虚实，三关测轻重 | |
| | 纹色鲜红浮露 | 外感风寒 |
| | 纹色紫红 | 邪热郁滞 |
| | 纹色淡红 | 内有虚寒 |
| | 纹色青紫 | 瘀热内结 |

望诊特点及临床意义（二）

| 分类 | | 临床表现 | 临床意义 |
| --- | --- | --- | --- |
| 望苗窍之察舌 | 舌体 | 舌体胖嫩，舌边齿痕 | 脾肾阳虚，水饮内停 |
| | | 急性热病中出现舌体短缩、舌干绛者 | 热盛伤津，筋脉失养 |
| | | 舌体肿大，板硬麻木，转动不灵，甚者肿塞满口为木舌 | 心脾积热，火热循经上行 |
| | | 舌下红肿突出，形如小舌为重舌 | 心脾火炽，上冲舌本 |
| | | 舌出唇外，来回掉动为弄舌 | 心气不足或惊风先兆 |

续表

<table>
<tr><th colspan="2">分类</th><th>临床表现</th><th>临床意义</th></tr>
<tr><td rowspan="8">望苗窍之察舌</td><td rowspan="5">舌质</td><td>舌质淡白</td><td>气血亏虚</td></tr>
<tr><td>舌质绛红，舌有红刺</td><td>温热病邪入营血</td></tr>
<tr><td>舌质红少苔，甚至无苔</td><td>阴虚火旺</td></tr>
<tr><td>舌质紫暗或紫红</td><td>气血瘀滞</td></tr>
<tr><td>舌起粗大红刺，状如杨梅</td><td>猩红热</td></tr>
<tr><td rowspan="4">舌苔</td><td>舌苔花剥，经久不愈，状如地图</td><td>胃之气阴不足</td></tr>
<tr><td>舌苔厚腻垢浊不化，状如霉酱，伴便秘腹胀</td><td>宿食内积</td></tr>
<tr><td>舌苔白腻</td><td>寒湿内滞或寒痰积食</td></tr>
<tr><td>舌苔黄腻</td><td>湿热内蕴或乳食内停</td></tr>
</table>

**考点　闻诊**

<table>
<tr><th colspan="2">分类</th><th>临床表现</th><th>临床意义</th></tr>
<tr><td rowspan="3">听声音</td><td rowspan="2">啼哭声</td><td>小儿啼哭洪亮</td><td>实证</td></tr>
<tr><td>哭声微细而弱</td><td>虚证</td></tr>
<tr><td>咳嗽声</td><td>连声咳嗽，伴鸡鸣样回声</td><td>百日咳</td></tr>
</table>

续表

| 分类 | | 临床表现 | 临床意义 |
|---|---|---|---|
| 嗅气味 | 便臭 | 大便酸腐 | 多因伤食 |
| | | 臭味不著，完谷不化 | 脾肾虚寒 |
| | 尿臭 | 小便气味臊臭 | 湿热下注 |
| | | 小便清长如水 | 脾肾阳虚 |

## 第四单元　儿科治法概要

**考点**　中药内治法、给药方法、外治法

| | | |
|---|---|---|
| 内治法 | 用药原则 | 治疗要及时、正确和谨慎；处方应轻巧灵活；注意顾护脾胃；重视先证而治；不可乱投补益之剂 |
| | 中药用量 | 新生儿用成人量的 1/6，乳婴儿用成人量的 1/3，幼儿用成人量的 1/2，学龄期儿童用接近成人量 |
| 外治法 | 熏洗法、涂敷法、罨包法、热熨法、敷贴法、擦拭法、药袋疗法 | |

## 第五单元　喂养与保健

| | | |
|---|---|---|
| 新生儿期保健 | ①拭口洁眼。②断脐护脐。③祛除胎毒。④洗浴时注意保暖。⑤生后开乳 | |
| 婴儿期保健 | 喂养方式 | 母乳喂养、人工喂养和混合喂养 |
| | 母乳喂养的基本方法 | 按需喂给为原则 |
| | 添加辅食的原则 | 由少到多，由稀到稠，由细到粗，由一种到多种 |
| | 断奶时间 | 10～12 个月 |

## 第六单元　胎怯

### 考点　胎怯的辨证论治★

| 证型 | 证候 | 治法 | 方药 |
|---|---|---|---|
| 肾精薄弱证 | 体短形瘦，头大囟张，头发稀黄，哭声低微 | 益精充髓，补肾温阳 | 补肾地黄丸 |
| 脾肾两虚证 | 啼哭无力，多卧少动，皮肤干皱，吮乳乏力，嗳气多哕，腹胀腹泻 | 健脾益肾，温运脾阳 | 保元汤 |

# 第七单元　胎黄

## 考点　胎黄的分类

| 分类 | 诊断 |
| --- | --- |
| 生理性胎黄 | 多于婴儿出生后 2 ~ 3 天出现，足月儿于出生后 7 ~ 10 天消退，早产儿持续时间较长 |
| 病理性胎黄 | 多于出生后 24 小时内出现黄疸，或黄疸持续加深，或黄疸退而复现，3 周后仍不消退 |

## 考点　胎黄的辨证论治★

| 证型 | 证候 | | 治法 | 方药 |
| --- | --- | --- | --- | --- |
| 湿热郁蒸证 | 面目皮肤发黄 | 色泽鲜明如橘，哭声响亮，不欲吮乳，口渴唇干 | 清热利湿 | 茵陈蒿汤 |
| 寒湿阻滞证 | | 色泽晦暗，持久不退，精神萎靡，四肢欠温，纳呆 | 温中化湿 | 茵陈理中汤 |
| 气滞血瘀证 | | 晦暗无华，右胁下痞块质硬，肚腹膨胀，青筋显露 | 行气消积 | 血府逐瘀汤 |

## 第八单元　感冒

### 考点　感冒主证的辨证论治

| 证型 | 证候 | 治法 | 方药 |
|---|---|---|---|
| 风寒感冒证 | 发热，恶寒，无汗，鼻流清涕 | 辛温解表 | 荆防败毒散或葱豉汤 |
| 风热感冒证 | 发热重，恶风，头痛，鼻流浊涕，咽红肿痛 | 辛凉解表 | 银翘散 |
| 暑邪感冒证 | 发热，鼻塞，身重困倦，胸闷泛恶，口渴心烦，食欲不振 | 解表清暑 | 新加香薷饮 |

### 考点　感冒兼证的辨证论治★

| 证型 | 证候 | 治法 | 方药 |
|---|---|---|---|
| 风寒夹痰证 | 感冒兼见咳嗽较剧，痰多，喉间痰鸣 | 辛温解表，宣肺化痰 | 加用三拗汤、二陈汤 |
| 风热夹痰证 |  | 辛凉解表，清肺化痰 | 加用桑菊饮 |
| 夹滞 | 感冒兼见脘腹胀满，不思饮食，呕吐酸腐，口气秽浊，大便酸臭 | 解表兼以消食导滞 | 加用保和丸 |

续表

| 证型 | 证候 | 治法 | 方药 |
| --- | --- | --- | --- |
| 夹惊 | 感冒兼见惊惕哭闹，睡卧不宁，甚至骤然抽风 | 解表兼以清热镇惊 | 加用镇惊丸 |

## 第九单元 咳嗽

### 考点 咳嗽的辨证论治★

| 分类 | 证型 | 证候 | 治法 | 方药 |
| --- | --- | --- | --- | --- |
| 外感咳嗽 | 风寒咳嗽证 | 咳嗽频作、声重，咽痒，痰白清稀，恶寒无汗 | 疏风散寒，宣肺止咳 | 金沸草散 |
| | 风热咳嗽证 | 咳嗽不爽，痰黄黏稠，口渴咽痛，鼻流浊涕，恶风汗出 | 疏风解热，宣肺止咳 | 桑菊饮 |
| 内伤咳嗽 | 痰热咳嗽证 | 咳嗽痰多，色黄黏稠，难以咯出，甚则喉间痰鸣，发热口渴，烦躁不宁，尿少色黄，大便干结 | 清肺化痰止咳 | 清金化痰汤 |
| | 阴虚咳嗽证 | 干咳无痰，或痰少而黏，或痰中带血，不易咯出，口渴咽干，喉痒，声音嘶哑，午后潮热 | 养阴润肺，兼清余热 | 沙参麦冬汤 |

## 第十单元　肺炎喘嗽

### 考点　肺炎喘嗽的病因、病机

| | | |
|---|---|---|
| 病因 | 外因 | 感受风邪 |
| | 内因 | 小儿形气未充，肺脏娇嫩，卫外不固 |
| 病位 | 主要在肺 | |
| 主要病机 | 肺气郁闭 | |
| 心阳虚衰变证的病机 | 若正不胜邪，气滞血瘀加重，可致心失所养，心气不足，甚而心阳虚衰 | |

### 考点　肺炎喘嗽的辨证论治★

| 证型 | 证候 | 治法 | 方药 |
|---|---|---|---|
| 风热郁肺证 | 发热恶风，痰稠黏或黄，口渴咽红，脉浮数 | 辛凉宣肺，化痰止咳 | 银翘散＋麻杏石甘汤 |
| 风寒郁肺证 | 恶寒发热，呛咳不爽，痰白而稀，咽不红，脉浮紧 | 辛温宣肺，化痰止咳 | 华盖散 |
| 毒热闭肺证 | 高热持续，咳嗽剧烈，气急鼻扇，甚至喘憋，涕泪俱无，鼻孔干燥如烟煤，面赤唇红，烦躁口渴 | 清热解毒，泻肺开闭 | 黄连解毒汤＋三拗汤 |

续表

| 证型 | 证候 | 治法 | 方药 |
|---|---|---|---|
| 痰热闭肺证 | 发热烦躁，咳嗽喘促，呼吸困难，气急鼻扇，喉间痰鸣，口唇发绀，面赤口渴 | 清热涤痰，开肺定喘 | 五虎汤＋葶苈大枣泻肺汤 |
| 阴虚肺热证 | 病程较长，低热盗汗，干咳无痰，面色潮红 | 养阴清肺，润肺止咳 | 沙参麦冬汤 |
| 肺脾气虚证 | 低热起伏不定，面白少华，动则汗出，咳嗽无力，纳差便溏，神疲乏力 | 补肺健脾，化痰益气 | 人参五味子汤 |

## 第十一单元　哮喘

### 考点　哮喘的病因、病机

| | | |
|---|---|---|
| 病因 | 内因 | 肺、脾、肾三脏功能不足，痰饮留伏 |
| | 外因 | 感受外邪，接触异物、异味以及嗜食咸酸 |
| 病机 | 发作期 | 内有痰饮留伏，外受邪气引动而诱发 |
| | 缓解期 | 哮喘反复发作，可导致肺之气阴耗伤、脾之气阳受损、肾之阴阳亏虚 |

**考点　哮喘发作期的辨证论治★**

| 证型 | 证候 | 治法 | 方药 |
|---|---|---|---|
| 热性哮喘证 | 咳嗽喘息，声高息涌，喉间哮吼痰鸣，咯痰稠黄，胸膈满闷 | 清肺涤痰，止咳平喘 | 麻杏石甘汤 + 苏葶丸加减 |
| 寒性哮喘证 | 咳嗽气喘，喉间哮鸣，痰多白沫，形寒肢冷，鼻流清涕，面色淡白 | 温肺散寒，化痰定喘 | 小青龙汤 + 三子养亲汤 |
| 外寒内热证 | 喘促气急，咳嗽痰鸣，鼻塞喷嚏，流清涕，或恶寒发热，咯痰黏稠色黄，口渴，大便干结 | 解表清里，定喘止咳 | 大青龙汤 |

**考点　哮喘缓解期的辨证论治★**

| 证型 | 证候 | 治法 | 方药 |
|---|---|---|---|
| 肺脾气虚证 | 多反复感冒，气短自汗，神疲懒言，形瘦纳差，面白少华，便溏 | 健脾益气，补肺固表 | 人参五味子汤 + 玉屏风散 |
| 脾肾阳虚证 | 动则喘促咳嗽，气短心悸，面色苍白，形寒肢冷，脚软无力，腹胀纳差 | 健脾温肾，固摄纳气 | 金匮肾气丸 |
| 肺肾阴虚证 | 咳嗽时作，喘促乏力，咳痰不爽，面色潮红，夜间盗汗，消瘦气短 | 养阴清热，补益肺肾 | 麦味地黄丸 |

## 第十二单元　鹅口疮

**考点**　鹅口疮的辨证论治

| 证型 | 证候 | 治法 | 方药 |
|---|---|---|---|
| 心脾积热证 | 口腔满布白屑，周围焮红较甚，面赤唇红，或伴发热，烦躁多啼，口干或渴，大便干结，小便黄赤 | 清心泻脾 | 清热泻脾散 |
| 虚火上浮证 | 口腔内白屑散在，周围红晕不著，形体瘦弱，颧红，手足心热，口干不渴 | 滋阴降火 | 知柏地黄丸 |

## 第十三单元　口疮

**考点**　口疮的辨证论治★

| 证型 | 证候 | | 治法 | 方药 |
|---|---|---|---|---|
| 风热乘脾证 | 口舌溃烂 | 烦躁不安，口臭涎多，小便短赤，大便秘结 | 疏风散火，清热解毒 | 银翘散 |
| 心火上炎证 | | 舌上、舌边溃烂，色赤疼痛，心烦不安，口干欲饮，小便短黄 | 清心凉血，泻火解毒 | 泻心导赤散 |
| 虚火上浮证 | | 反复发作或迁延不愈，神疲颧红，口干不渴 | 滋阴降火，引火归原 | 知柏地黄丸 |

# 第十四单元　泄泻

## 考点　泄泻的概述、病因病机

| | | |
|---|---|---|
| 概述 | 四季均可发生，但以夏秋季节为多，以 2 岁以下的婴幼儿多见 | |
| 病因病机 | 病因 | 感受外邪、伤于饮食、脾胃虚弱 |
| | 病机 | 脾胃受病，运化失职，则饮食入胃之后，水谷不化，精微不布，清浊不分，合污而下，致成泄泻 |

## 考点　泄泻常证的辨证论治

| 证型 | 证候 | 治法 | 方药 |
|---|---|---|---|
| 伤食泻证 | 大便稀溏，夹有乳凝块或食物残渣，气味酸臭，脘腹胀满 | 运脾和胃，消食化滞 | 保和丸 |
| 风寒泻证 | 大便清稀，夹有泡沫，臭气不甚，鼻流清涕 | 疏风散寒，化湿和中 | 藿香正气散 |
| 湿热泻证 | 大便水样，泻下急迫，气味秽臭 | 清肠解热，化湿止泻 | 葛根黄芩黄连汤 |

续表

| 证型 | 证候 | 治法 | 方药 |
| --- | --- | --- | --- |
| 脾虚泻证 | 大便稀溏，色淡不臭，食后作泻，面色萎黄，形体消瘦 | 健脾益气，助运止泻 | 参苓白术散 |
| 脾肾阳虚泻证 | 久泻不止，大便清稀，完谷不化，形寒肢冷 | 温补脾肾，固涩止泻 | 附子理中汤＋四神丸 |

**考点** 泄泻变证的辨证论治

| 证型 | 证候 | 治法 | 方药 |
| --- | --- | --- | --- |
| 气阴两伤证 | 泻下过度，目眶及囟门凹陷，皮肤干燥或枯瘪，啼哭无泪，口渴引饮，小便短小 | 健脾益气，酸甘敛阴 | 人参乌梅汤 |
| 阴竭阳脱证 | 泻下不止，次频量多，面色青灰或苍白，哭声微弱，啼哭无泪，尿少或无，四肢厥冷 | 挽阴回阳，救逆固脱 | 生脉散＋参附龙牡救逆汤 |

# 第十五单元　厌食

## 考点　厌食的辨证论治

| 证型 | 证候 | 治法 | 方药 |
| --- | --- | --- | --- |
| 脾失健运证 | 食欲不振，厌恶进食，脘腹饱胀，形体尚可 | 调和脾胃，运脾开胃 | 不换金正气散 |
| 脾胃气虚证 | 不思进食，食而不化，大便偏稀，夹有不消化食物，面色少华，形体偏瘦 | 健脾益气，佐以助运 | 异功散 |
| 脾胃阴虚证 | 不思进食，食少饮多，皮肤失润，大便偏干，小便短黄，烦躁少寐，手足心热 | 滋脾养胃，佐以助运 | 养胃增液汤 |

# 第十六单元　积滞

## 考点　积滞的辨证论治★

| 证型 | 证候 | 治法 | 方药 |
| --- | --- | --- | --- |
| 乳食内积证 | 不思乳食，嗳腐酸馊，或呕吐食物、乳片，脘腹胀满疼痛，大便酸臭 | 消乳化食，和中导滞 | 乳积者，选消乳丸；食积者，选保和丸 |

续表

| 证型 | 证候 | 治法 | 方药 |
|---|---|---|---|
| 脾虚夹积证 | 面色萎黄，形体消瘦，不思乳食，食则饱胀，腹满喜按，大便稀溏酸腥 | 健脾助运，消食化滞 | 健脾丸 |

## 第十七单元　疳证

### 考点　疳证主证的辨证论治★

| 证型 | 证候 | 治法 | 方药 |
|---|---|---|---|
| 疳气证 | 形体略瘦，面色少华，毛发稀疏，不思饮食，精神欠佳，性急易怒 | 调脾健运 | 资生健脾丸 |
| 干疳证 | 形体极度消瘦，皮肤干瘪起皱，大肉已脱，皮包骨头，貌似老人，毛发干枯 | 补益气血 | 八珍汤 |
| 疳积证 | 形体明显消瘦，面色萎黄，肚腹膨胀，甚则青筋暴露，毛发稀疏结穗，精神烦躁，夜卧不宁 | 消积理脾 | 肥儿丸 |

**考点　疳证兼证的辨证论治★**

| 证型 | 证候 | 治法 | 方药 |
|---|---|---|---|
| 疳肿胀证 | 足踝浮肿，甚或颜面及全身浮肿，面色无华，神疲乏力，四肢欠温 | 健脾温阳，利水消肿 | 防己黄芪汤＋五苓散 |
| 眼疳证 | 两目干涩，畏光羞明，眼角赤烂，甚则黑睛混浊，白翳遮睛或夜盲 | 养血柔肝，滋阴明目 | 石斛夜光丸 |
| 口疳证 | 口舌生疮，甚或满口糜烂，秽臭难闻，面赤心烦，夜卧不宁，小便短黄 | 清心泻火，滋阴生津 | 泻心导赤散 |

**考点　厌食、积滞、疳证的鉴别★**

| 鉴别要点 | 厌食 | 积滞 | 疳证 |
|---|---|---|---|
| 病因病机 | 喂养不当，脾胃运化功能失调 | 乳食不节，脾胃虚弱 | 饮食不节、喂养不当、营养失调、疾病影响等 |
| 临床表现 | 以长期食欲不振、厌恶进食为主症，无明显消瘦，精神尚好 | 不思乳食、食而不化、脘腹胀满、大便酸臭 | 临床必有形体消瘦，伴见面色无华、毛发干枯、精神萎靡或烦躁 |
| 病变部位 | 脾胃 | 脾胃 | 常涉及五脏 |

## 第十八单元　汗证

### 考点　汗证的辨证论治★

| 证型 | 证候 | | 治法 | 方药 |
|---|---|---|---|---|
| 肺卫不固证 | 自汗或盗汗 | 以头部、肩背部汗出明显，神疲乏力，面色少华 | 益气固表 | 玉屏风散＋牡蛎散 |
| 营卫失调证 | | 畏寒怕风，精神疲倦 | 调和营卫 | 黄芪桂枝五物汤 |
| 气阴亏虚证 | | 形体消瘦，心烦少寐，手足心灼热 | 益气养阴 | 生脉散 |

## 第十九单元　惊风

### 考点　惊风的发病特点、四证八候、治疗原则★

| | | |
|---|---|---|
| 发病特点 | 一般以1～5岁儿童发病率最高 | |
| 四证八候 | 四证 | 热、痰、惊、风 |
| | 八候 | 搐、搦、掣、颤、反、引、窜、视 |
| 治疗原则 | 急惊风 | 清热、豁痰、镇惊、息风 |

# 第二十单元　水肿

## 考点　水肿的辨证论治★

| 证型 | 证候 | 治法 | 方药 |
| --- | --- | --- | --- |
| 风水相搏证 | 水肿自眼睑开始迅速波及全身，皮色光亮，按之凹陷，随手而起，微恶风寒或伴发热 | 疏风宣肺，利水消肿 | 麻黄连翘赤小豆汤+五苓散 |
| 湿热内侵证 | 头面肢体浮肿或轻或重，小便黄赤而少，尿血，烦热口渴，头身困重 | 清热利湿，凉血止血 | 五味消毒饮+小蓟饮子 |

# 第二十一单元　尿频

## 考点　尿频的辨证论治

| 证型 | 证候 | 治法 | 方药 |
| --- | --- | --- | --- |
| 脾肾气虚证 | 病程日久，小便频数，滴沥不尽，尿液不清，面色萎黄，精神倦怠，食欲不振 | 温补脾肾，升提固摄 | 缩泉丸 |

## 第二十二单元　遗尿

### 考点　遗尿

| 证型 | 治法 | 方药 |
|---|---|---|
| 肾气不足证 | 温补肾阳，固涩小便 | 菟丝子散 |
| 肺脾气虚证 | 补肺益脾，固涩膀胱 | 补中益气汤＋缩泉丸 |
| 心肾失交证 | 清心滋肾，安神固脬 | 导赤散＋交泰丸 |

## 第二十三单元　五迟、五软

### 考点　五迟、五软的概念

| | |
|---|---|
| 五迟 | 立迟、行迟、发迟、齿迟、语迟 |
| 五软 | 头项软、口软、手软、足软、肌肉软 |

### 考点　五迟、五软的辨证论治★

| 证型 | 证候 | 治法 | 方药 |
|---|---|---|---|
| 肝肾亏损证 | 筋骨瘦弱，发育迟缓，坐起、站立、行走、生齿等迟于同龄小儿 | 补肾填髓，养肝强筋 | 加味六味地黄丸 |

续表

| 证型 | 证候 | 治法 | 方药 |
| --- | --- | --- | --- |
| 心脾两虚证 | 语言发育迟滞，精神呆滞，智力低下，头发生长迟缓，四肢痿软，口角流涎，纳食欠佳 | 健脾养心，补益气血 | 调元散 |
| 痰瘀阻滞证 | 失聪失语，反应迟钝，意识不清，口流痰涎，喉间痰鸣，舌体胖，有瘀斑或瘀点 | 涤痰开窍，活血通络 | 通窍活血汤＋二陈汤 |

## 第二十四单元　麻疹

### 考点　麻疹顺证的辨证论治★

| 证型 | 证候 | 治法 | 方药 |
| --- | --- | --- | --- |
| 邪犯肺卫证 | 发热，微恶风寒，口腔两颊黏膜红赤，近臼齿处可见麻疹黏膜斑 | 辛凉透表，清宣肺卫 | 宣毒发表汤 |
| 邪入肺胃证 | 壮热持续，起伏如潮，疹点从耳后发际延及头面、颈部，然后蔓延及胸背腹部、四肢，最后手心、足底、鼻部都见疹点即为出齐 | 清凉解毒，透疹达邪 | 清解透表汤 |
| 阴津耗伤证 | 疹退后皮肤呈糠麸状脱屑，有色素沉着 | 养阴益气，清解余邪 | 沙参麦冬汤 |

**考点** 麻疹逆证的辨证论治

| 证型 | 证候 | 治法 | 方药 |
| --- | --- | --- | --- |
| 邪毒闭肺证 | 高热不退，咳嗽气促，鼻翼扇动，疹点紫暗 | 宣肺开闭，清热解毒 | 麻杏石甘汤 |
| 邪毒攻喉证 | 咽喉肿痛，声音嘶哑，或咳声重浊，声如犬吠 | 清热解毒，利咽消肿 | 清咽下痰汤 |
| 邪陷心肝证 | 高热不退，烦躁谵语，皮肤疹点密集成片，遍及周身，色泽紫暗，甚则神昏 | 平肝息风，清心开窍 | 羚角钩藤汤 |

# 第二十五单元 风疹

**考点** 风疹的辨证论治

| 证型 | 证候 | 治法 | 方药 |
| --- | --- | --- | --- |
| 邪犯肺卫证 | 发热恶风，疹色浅红，先起于头面、躯干，随即遍及四肢，分布均匀，稀疏细小，2～3 日消退，有瘙痒感，耳后及枕部臖核肿大有压痛 | 疏风解表清热 | 银翘散 |
| 邪入气营证 | 高热口渴，疹色鲜红或紫暗，疹点稠密，甚至可见皮疹融合成片，皮肤猩红 | 清气凉营解毒 | 透疹凉解汤 |

# 第二十六单元　猩红热

## 考点　猩红热的辨证论治

| 证型 | 证候 | 治法 | 方药 |
|---|---|---|---|
| 邪侵肺卫证 | 发热骤起，头痛畏寒，肌肤无汗，咽喉红肿疼痛，皮肤潮红，痧疹隐隐 | 辛凉宣透，清热利咽 | 解肌透痧汤 |
| 毒炽气营证 | 壮热不解，烦躁口渴，咽喉肿痛，伴有糜烂白腐，皮疹密布，色红如丹，甚则色紫如瘀点 | 清气凉营，泻火解毒 | 凉营清气汤 |
| 疹后阴伤证 | 身热渐退，咽部糜烂疼痛亦渐减轻，舌红少津，苔剥落，脉细数。约2周后可见皮肤脱屑蜕皮 | 养阴生津，清热润喉 | 沙参麦冬汤 |

## 考点　麻疹、风疹、猩红热的鉴别★

| 鉴别要点 | 麻疹 | 风疹 | 猩红热 |
|---|---|---|---|
| 潜伏期 | 6～21天 | 5～25天 | 1～7天 |
| 初期症状 | 发热，咳嗽，流涕，泪水汪汪 | 发热，咳嗽，流涕，枕部淋巴结肿大 | 发热，咽喉红肿疼痛 |

续表

| 鉴别要点 | 麻疹 | 风疹 | 猩红热 |
|---|---|---|---|
| 出疹与发热的关系 | 发热3～4天出疹，出疹时发热更高 | 发热0.5～1天出疹 | 发热数小时至1天出疹，出疹时热高 |
| 特殊体征 | 麻疹黏膜斑 | 无 | 环口苍白圈，草莓舌，帕氏线 |
| 皮疹特点 | 玫瑰色斑丘疹自耳后发际→额面、颈部→躯干→四肢，3天左右出齐。疹退后遗留棕色色素斑、糠麸样脱屑 | 玫瑰色细小斑丘疹自头面→躯干→四肢，24小时布满全身。疹退后无色素沉着，无脱屑 | 细小红色丘疹，皮肤猩红，自颈、腋下、腹股沟处开始，2～3天遍布全身。疹退后无色素沉着，有大片脱皮 |
| 血常规检查 | 白细胞总数下降，淋巴细胞升高 | 白细胞总数下降，淋巴细胞升高 | 白细胞总数升高，中性粒细胞升高 |

## 第二十七单元　水痘

### 考点　水痘的辨证论治

| 证型 | 证候 | 治法 | 方药 |
|---|---|---|---|
| 邪伤肺卫证 | 鼻塞流涕，喷嚏，咳嗽，起病后 1 ~ 2 日出疹，疹色红润，疱浆清亮，皮疹瘙痒，分布稀疏 | 疏风清热，利湿解毒 | 银翘散 |
| 邪炽气营证 | 壮热不退，烦躁不安，口渴欲饮，面红目赤，疹色紫暗，疱浆浑浊，皮疹分布较密 | 清热凉营，解毒化湿 | 清胃解毒汤 |

## 第二十八单元　流行性腮腺炎

### 考点　流行性腮腺炎的辨证论治★

| 证型 | 证候 | 治法 | 方药 |
|---|---|---|---|
| 邪犯少阳证 | 轻微发热恶寒，一侧或两侧耳下腮部漫肿疼痛，咀嚼不便，或有头痛，咽红，纳少 | 疏风清热，散结消肿 | 柴胡葛根汤 |
| 热毒壅盛证 | 高热不退，耳下腮部肿痛，坚硬拒按，神昏嗜睡，头痛项强，呕吐，四肢抽搐 | 清热解毒，息风开窍 | 普济消毒饮 |
| 毒窜睾腹证 | 腮部肿胀消退后，一侧或双侧睾丸肿胀疼痛，或少腹疼痛，痛时拒按 | 清肝泻火，活血止痛 | 龙胆泻肝汤 |

## 第二十九单元　流行性乙型脑炎

### 考点　流行性乙型脑炎急性期的辨证论治★

| 证型 | 证候 | 治法 | 方药 |
| --- | --- | --- | --- |
| 邪犯卫气证 | 突然发热，微恶风寒，或但热不寒，头痛不舒，颈项强硬，无汗或少汗，口渴引饮，常伴恶心呕吐 | 辛凉解表，清暑化湿 | 偏卫分证用新加香薷饮；偏气分证用白虎汤 |
| 邪炽气营证 | 壮热不退，头痛剧烈，呕吐频繁，口渴引饮，颈项强直，烦躁不安，或神昏谵语，四肢抽搐，大便干结，小便短赤 | 清气凉营，泻火涤痰 | 清瘟败毒饮 |
| 邪入营血证 | 热势起伏不退，朝轻暮重，神志昏迷，两目上视，口噤项强，反复抽搐，四肢厥冷，胸腹灼热，二便失禁 | 凉血清心，增液潜阳 | 犀角地黄汤＋增液汤 |

### 考点　流行性乙型脑炎恢复期的辨证论治

| 证型 | 证候 | 治法 | 方药 |
| --- | --- | --- | --- |
| 余热未尽证 | 低热或不规则发热，面赤颧红，心烦不宁，口干喜饮，小便短少 | 养阴清热，调和营卫 | 青蒿鳖甲汤或黄芪桂枝五物汤 |

续表

| 证型 | 证候 | 治法 | 方药 |
| --- | --- | --- | --- |
| 痰蒙清窍证 | 意识不清，或痴呆，失语，失聪，吞咽困难，喉间痰鸣 | 豁痰开窍 | 涤痰汤或龙胆泻肝汤 |
| 内风扰动证 | 肢体震颤，不自主动作，或强直性瘫痪，或癫痫样发作 | 搜风通络，养阴息风 | 止痉散或大定风珠 |

# 第三十单元　寄生虫病

## 考点　蛔虫病的辨证论治

| 证型 | 证候 | 治法 | 方药 |
| --- | --- | --- | --- |
| 肠虫证 | 轻者时有绕脐腹痛，食欲不振，日渐消瘦<br>重者面色萎黄，形体消瘦，腹部疼痛，时作时止，可见面部白斑，白睛蓝斑，唇内粟状白点，夜寐龂齿，大便下虫，或粪便镜检有蛔虫卵 | 驱蛔杀虫，调理脾胃 | 使君子散 |
| 蛔厥证 | 腹痛时发时止。突发剧烈腹痛，以右胁下及胃脘部疼痛为主，恶心呕吐，常吐蛔虫，肢冷汗出，发作间歇时，痛止如常人 | 安蛔定痛，继之驱虫 | 乌梅丸 |

### 考点　蛲虫病的临床表现、预防与护理

| | |
|---|---|
| 临床表现 | 夜间肛门及会阴部奇痒、大便或肛周可见白色线状蛲虫 |
| 预防与护理 | ①加强卫生宣传，切断传播途径<br>②教育小儿养成良好的卫生习惯<br>③床上被单及患儿衣裤应勤换洗，并用开水洗烫、煮沸以杀死虫卵<br>④每日早晚用温水洗会阴部及肛门周围，不穿开裆裤，防止小儿用手搔抓肛门<br>⑤积极治疗患儿，减少传播机会 |

## 第三十一单元　夏季热

### 考点　夏季热的辨证论治

| 证型 | 证候 | | 治法 | 方药 |
|---|---|---|---|---|
| 暑伤肺胃证 | 入夏长期发热、口渴多饮、多尿、少汗或汗闭 | 气温越高，发热越高，精神烦躁，口唇干燥 | 清暑益气，养阴生津 | 王氏清暑益气汤 |
| 上盛下虚证 | | 精神萎靡，或虚烦不安，面色苍白，下肢清冷，小便清长，身热不退，朝盛暮衰，口渴多饮 | 温补肾阳，清心护阴 | 温下清上汤 |

# 第三十二单元　紫癜

## 考点　紫癜的辨证论治

| 证型 | 证候 | 治法 | 方药 |
| --- | --- | --- | --- |
| 风热伤络证 | 起病较急，全身皮肤紫癜散发，下肢及臀部多，呈对称分布，色泽鲜红 | 疏风散邪，清热凉血 | 连翘败毒散 |
| 血热妄行证 | 起病较急，皮肤出现瘀点瘀斑，色泽鲜红，伴鼻衄、齿衄，脉数有力 | 清热解毒，凉血止血 | 犀角地黄汤 |
| 气不摄血证 | 起病缓慢，紫癜反复出现，瘀点、瘀斑颜色淡紫，面色苍黄，神疲乏力，食欲不振 | 健脾养心，益气摄血 | 归脾汤 |
| 阴虚火旺证 | 紫癜时发时止，鼻衄，血色鲜红，低热盗汗，心烦少寐，大便干燥，小便黄赤 | 滋阴降火，凉血止血 | 大补阴丸 |

# 第九章　针灸学

## 第一单元　经络系统的组成

### 考点　十二经脉

十二经脉的分布规律

| 十二经脉 | 四肢 | 分布 |
| --- | --- | --- |
| 三阴经 | 上肢 | 太阴在前，厥阴在中，少阴在后 |
| | 下肢 | 内踝上 8 寸以下：厥阴在前，太阴在中，少阴在后 |
| | | 内踝上 8 寸以上：太阴在前，厥阴在中，少阴在后 |
| 三阳经 | 上肢、下肢 | 阳明在前，少阳在中，太阳在后 |

十二经脉属络表里关系

| 阳经主表 | 阴经主里 |
| --- | --- |
| 手阳明大肠经 | 手太阴肺经 |
| 手少阳三焦经 | 手厥阴心包经 |
| 手太阳小肠经 | 手少阴心经 |
| 足阳明胃经 | 足太阴脾经 |
| 足少阳胆经 | 足厥阴肝经 |
| 足太阳膀胱经 | 足少阴肾经 |

十二经脉的循行走向、交接规律

<table>
<tr><th>分类</th><th>循行走向</th><th>交接规律</th></tr>
<tr><td rowspan="4">记忆点</td><td>手三阴从胸走手</td><td>阳经与阴经（互为表里）在手足末端相交</td></tr>
<tr><td>手三阳从手走头</td><td rowspan="2">阳经与阳经（同名经）在头面部相交</td></tr>
<tr><td>足三阳走头走足</td></tr>
<tr><td>足三阴从足走腹（胸）</td><td>相互衔接的阴经与阴经在胸中相交</td></tr>
</table>

**考点**　奇经八脉

| 名称 | 功能 | |
|---|---|---|
| 任脉（阴脉之海） | 任脉妊养诸阴经，总调全身阴气和精血 | ①加强了十二经脉之间的相互联系<br>②对十二经脉气血有着蓄积和渗灌的调节作用 |
| 督脉（阳脉之海） | 统摄全身阳气和真元 | |
| 冲脉（十二经脉之海、血海） | 涵蓄十二经气血 | |
| 带脉 | 约束了纵行躯干部的诸条经脉 | |
| 阴跷脉 | 主肢体两侧的阴阳，调节下肢运动与寤寐 | |
| 阳跷脉 | | |
| 阴维脉 | 维系一身阴经 | |
| 阳维脉 | 维系一身阳经 | |

**考点**　十五络脉

| 名称 | 分布特点 |
|---|---|
| 十二经络脉 | 四肢肘膝关节以下的本经络穴分出后，均走向其相表里的经脉 |
| 任脉之络 | 鸠尾分出，布散腹部 |

续表

| 名称 | 分布特点 |
|---|---|
| 督脉之络 | 长强分出，散布于头，并走向背部两侧的足太阳经 |
| 脾之大络 | 大包分出，散布于胸胁部 |

## 第二单元　经络的作用和经络学说的临床应用

### 考点　经络的作用和经络学说的临床应用

| | |
|---|---|
| 经络的作用 | ①联系脏腑，沟通内外。②运行气血，营养全身。③抗御病邪，保卫机体 |
| 经络学说的临床应用 | ①指导辨证归经。②指导针灸治疗 |

## 第三单元　腧穴的分类

### 考点　经络的分类

| | |
|---|---|
| 十四经穴 | 归属于十四经（十二经脉和任督二脉）的穴位 |
| 奇穴 | 未归属于十四经穴范围，但有固定名称和位置的经验效穴 |
| 阿是穴 | 以压痛或其他反应点作为刺灸的部位，既不是经穴，又不是奇穴 |

## 第四单元　腧穴的主治特点和规律

### 考点　主治特点

| 主治特点 | 治疗 | 规律 |
| --- | --- | --- |
| 近治作用 | 局部及邻近脏腑、组织、器官 | 腧穴所在，主治所在 |
| 远治作用 | 远隔部位的脏腑、组织、器官 | 经脉所过，主治所及 |
| 特殊作用 | ①双向的良性调整作用。②相对特异的治疗 | |

### 考点　主治规律

| | |
| --- | --- |
| 分经主治规律 | 某一经脉所属的经穴均可治疗该经循行部位及其相应脏腑的病证 |
| 分部主治规律 | 处于身体某一部位的腧穴均可治疗该部位及某类病证 |

## 第五单元　腧穴的定位方法

### 考点　骨度分寸定位法（一）★

| 部位 | 起止点 | 折量寸 | 说明 |
| --- | --- | --- | --- |
| 头面部 | 前发际正中至后发际正中 | 12 | 用于确定头部腧穴的纵向距离 |
| | 眉间（印堂）至前发际正中 | 3 | 用于确定头前部腧穴的纵向距离 |
| | 两额角发际（头维）之间 | 9 | 用于确定头前部腧穴的横向距离 |
| | 耳后两乳突（完骨）之间 | 9 | 用于确定头后部腧穴的横向距离 |

续表

| 部位 | 起止点 | 折量寸 | 说明 |
| --- | --- | --- | --- |
| 胸腹胁部 | 胸骨上窝（天突）至剑胸联合中点（歧骨） | 9 | 用于确定胸部任脉穴的纵向距离 |
| | 胸剑联合中点（歧骨）至脐中 | 8 | 用于确定上腹部腧穴的纵向距离 |
| | 脐中至耻骨联合上缘（曲骨） | 5 | 用于确定下腹部腧穴的纵向距离 |
| | 两肩胛骨喙突内侧缘之间 | 12 | 用于确定胸部腧穴的横向距离 |
| | 两乳头之间 | 8 | 用于确定胸腹部腧穴的横向距离 |
| | 腋窝顶点至第 11 肋游离端（章门） | 12 | 用于确定胁肋部腧穴的纵向距离 |
| 背腰部 | 肩胛骨内侧缘至后正中线 | 3 | 用于确定背腰部腧穴的横向距离 |
| 上肢部 | 腋前、后纹头至肘横纹（平尺骨鹰嘴） | 9 | 用于确定上臂部腧穴的纵向距离 |
| | 肘横纹（平尺骨鹰嘴）至腕掌（背）侧远端横纹 | 12 | 用于确定前臂部腧穴的纵向距离 |

## 考点　骨度分寸定位法（二）★

| 部位 | 起止点 | 折量寸 | 说明 |
|---|---|---|---|
| 下肢部 | 耻骨联合上缘至髌底 | 18 | 用于确定大腿内侧部腧穴的纵向距离 |
| | 髌底至髌尖 | 2 | |
| | 髌尖至内踝尖 | 15 | 用于确定小腿内侧部腧穴的纵向距离 |
| | 阴陵泉至内踝尖 | 13 | |
| | 股骨大转子至腘横纹（平髌尖） | 19 | 用于确定大腿前外侧部腧穴的纵向距离 |
| | 臀沟至腘横纹 | 14 | 用于确定大腿后部腧穴的纵向距离 |
| | 腘横纹（平髌尖）至外踝尖 | 16 | 用于确定小腿外侧部腧穴的纵向距离 |
| | 内踝尖至足底 | 3 | 用于确定足内侧部腧穴的纵向距离 |

**考点　其他取穴法**

| 取穴法 | 体表解剖标志定位法 | 手指同身寸取穴法 |
|---|---|---|
| 内容 | 固定标志：在自然姿势下可见的标志 | 中指同身寸：以患者的中指中节桡侧两端纹头（拇指、中指屈曲成环形）之间的距离作为1寸 |
| | 活动标志：在活动姿势下才会出现的标志 | 拇指同身寸：以患者拇指的指间关节的宽度为1寸 |
| | | 横指同身寸：患者的食、中、无名、小指四指并拢，以中指中节横纹为准，其四指的宽度作为3寸 |

## 第六单元　手太阴肺经、腧穴

**考点　手太阴肺经主治概要**

| 主治概要 | 举例 |
|---|---|
| 胸、肺、咽喉部与肺脏有关病证 | 咳嗽，气喘，咽喉肿痛，咳血，胸痛等 |
| 经脉循行部位的其他病证 | 肩背痛，肘臂挛痛，手腕痛等 |

**考点** 手太阴肺经腧穴★

<table>
<tr><th>穴位</th><th>相同主治</th><th>特殊主治</th><th>定位</th></tr>
<tr><td>尺泽</td><td colspan="2">①肺系实热性病证（咳嗽、气喘、咳血、咽喉肿痛等）。②肘臂挛痛。③急性吐泻、中暑、小儿惊风</td><td>在肘区，肘横纹上，肱二头肌桡侧缘凹陷中</td></tr>
<tr><td>列缺</td><td rowspan="2">肺系疾患（咳嗽、气喘、咽痛等）</td><td>头面疾患，手腕痛</td><td>在前臂，腕掌侧远端横纹上 1.5 寸，拇短伸肌腱和拇长展肌腱之间，拇长展肌腱沟的凹陷中</td></tr>
<tr><td>太渊</td><td>无脉症，腕臂痛</td><td>在腕前区，桡骨茎突与舟状骨之间，拇长展肌腱尺侧凹陷中</td></tr>
<tr><td>鱼际</td><td rowspan="2">肺系热性病证</td><td>掌中热，小儿疳积</td><td>在手外侧，第 1 掌骨桡侧中点赤白肉际处</td></tr>
<tr><td>少商</td><td>高热、昏迷、癫狂，指肿、麻木</td><td>在手指，拇指末节桡侧，指甲根角侧上方 0.1 寸（指寸）</td></tr>
</table>

# 第七单元　手阳明大肠经、腧穴

## 考点　手阳明大肠经主治概要

| 主治概要 | 举例 |
|---|---|
| 头面五官病 | 齿痛，咽喉肿痛，鼻衄，口眼歪斜，耳聋等 |
| 热病 | |
| 神志病 | 昏迷，眩晕，癫狂等 |
| 肠胃病 | 腹胀，腹痛，肠鸣，泄泻等 |
| 皮肤病 | 瘾疹、痤疮、神经性皮炎等 |
| 经脉循行部位的其他病证 | 手臂酸痛，半身不遂，手臂麻木等 |

## 考点　手阳明大肠经腧穴★

<table>
<tr><th>穴位</th><th>相同主治</th><th>特殊主治</th><th>定位</th></tr>
<tr><td>商阳</td><td rowspan="2">①五官疾病（头痛、目赤肿痛、鼻衄、齿痛、口眼歪斜、耳聋）。②热病</td><td>昏迷、手指麻木</td><td>在手指，食指末节桡侧，指甲根角侧上方0.1寸（指寸）</td></tr>
<tr><td>合谷</td><td>外感病证，经闭、滞产等妇产科病证，上肢疼痛，针麻</td><td>在手背，第2掌骨桡侧的中点处</td></tr>
</table>

续表

| 穴位 | 相同主治 | 特殊主治 | 定位 |
| --- | --- | --- | --- |
| 手三里 | 上肢病证 |  | 在前臂，阳溪穴与曲池穴连线上，肘横纹下2寸处 |
| 曲池 | 上肢病证 | ①热病。②眩晕。③腹痛、吐泻等肠胃病证。④五官热性病证。⑤皮外科疾患（瘾疹、湿疹、瘰疬等）。⑥癫狂 | 在肘区，屈肘成直角，在尺泽与肱骨外上髁连线中点凹陷处 |
| 臂臑 | 上肢病证 | 瘰疬 | 在臂部，曲池上7寸，三角肌前缘处 |
| 迎香 | 鼻病，面部病证，胆道蛔虫症 | 鼻病，面部病证，胆道蛔虫症 | 在面部，鼻翼外缘中点旁，鼻唇沟中 |

## 第八单元　足阳明胃经、腧穴

### 考点　足阳明胃经主治概要

| 主治概要 | 举例 |
| --- | --- |
| 胃肠病 | 食欲不振，胃痛，呕吐，噎膈，腹胀，泄泻，痢疾，便秘等 |

续表

| 主治概要 | 举例 |
| --- | --- |
| 头面五官病 | 目赤痛痒，目翳等 |
| 神志病 | 癫狂 |
| 热病 | |
| 皮肤病 | 瘾疹、痤疮、神经性皮炎等 |
| 经脉循行部位的其他病证 | 下肢痿痹，转筋 |

**考点　足阳明胃经腧穴（一）★**

<table>
<tr><th>穴位</th><th>相同主治</th><th>特殊主治</th><th>定位</th></tr>
<tr><td>地仓</td><td rowspan="3">局部病证（口歪等）</td><td rowspan="2"></td><td>在面部，口角旁约0.4寸（指寸）</td></tr>
<tr><td>颊车</td><td>在面部，下颌角前上方一横指（中指），闭口咬紧牙时咬肌隆起，放松时按之凹陷处</td></tr>
<tr><td>下关</td><td>耳疾（耳聋、耳鸣等）</td><td>在面部，颧弓下缘中央与下颌切迹之间凹陷中</td></tr>
<tr><td>头维</td><td colspan="2">头目病证（头痛、眩晕等）</td><td>在头部，额角发际直上0.5寸，头正中线旁开4.5寸</td></tr>
</table>

续表

| 穴位 | 相同主治 | 特殊主治 | 定位 |
| --- | --- | --- | --- |
| 天枢 | 腹痛、月经不调、痛经 | | 在腹部，横平脐中，前正中线旁开 2 寸 |
| 归来 | | 疝气 | 在下腹部，脐中下 4 寸，前正中线旁开 2 寸 |

## 考点　足阳明胃经腧穴（二）★

| 穴位 | 相同主治 | 特殊主治 | 定位 |
| --- | --- | --- | --- |
| 足三里 | ①胃肠病证。②下肢痿痹 | 神志病，外科疾患（乳痈、肠痈），虚劳诸证 | 在小腿外侧，犊鼻下 3 寸，胫骨前嵴外 1 横指处，犊鼻与解溪连线上 |
| 上巨虚 | | | 在小腿外侧，犊鼻下 6 寸，犊鼻与解溪连线上 |
| 丰隆 | | 头痛，眩晕，癫狂，痰饮病证 | 在小腿外侧，外踝尖上 8 寸，胫骨前肌外缘；条口旁开 1 寸 |
| 内庭 | ①五官热性病证。②胃肠病证。③足背肿痛，跖趾关节痛。④热病 | | 在足背第 2、3 趾间，趾蹼缘后方赤白肉际处 |

# 第九单元　足太阴脾经、腧穴

## 考点　足太阴脾经主治概要

| 主治概要 | 举例 |
|---|---|
| 脾胃病 | 胃痛，呕吐，腹痛，泄泻，便秘等 |
| 妇科病 | 月经过多，崩漏等 |
| 前阴病 | 阴挺，不孕，遗精，阳痿等 |
| 经脉循行部位的其他病证 | 下肢痿痹，胸胁痛等 |

## 考点　足太阴脾经腧穴★

| 穴位 | 相同主治 | 特殊主治 | 定位 |
|---|---|---|---|
| 隐白 | 妇科病，癫狂多梦 | | 在足趾，大趾末节内侧，趾甲根角侧后方0.1寸（指寸） |
| 公孙 | 脾胃肠腑病证，神志病（心烦、失眠、狂证），冲脉病证（奔豚气） | | 在跖区，第1跖骨基底部的前下方赤白肉际处 |

续表

| 穴位 | 相同主治 | 特殊主治 | 定位 |
|---|---|---|---|
| 三阴交 | ①脾胃病证。②下肢痿痹。③泌尿系统疾患。④妇科和男科病证 | ①心悸，失眠，眩晕。②湿疹，荨麻疹 | 在小腿内侧，内踝尖上3寸，胫骨内侧缘后际 |
| 阴陵泉 | | | 在小腿内侧，胫骨内侧髁下缘与胫骨内侧缘之间的凹陷中 |
| 血海 | ①月经不调，痛经，经闭，崩漏。②湿疹，瘾疹，丹毒，皮肤瘙痒 | | 在股前区，髌底内侧端上2寸，股内侧肌隆起处 |

## 第十单元 手少阴心经、腧穴

### 考点 手少阴心经主治概要

| 主治概要 | 举例 |
|---|---|
| 心、胸、神志病 | 心痛，心悸，癫狂痫等 |
| 经脉循行部位的其他病证 | 肩臂疼痛，胁肋疼痛，腕臂痛等 |

**考点** 手少阴心经腧穴★

| 穴位 | 相同主治 | 特殊主治 | 定位 |
| --- | --- | --- | --- |
| 少海 | 心病 | ①肘臂挛痛，臂麻手颤。②瘰疬 | 在肘前区，横平肘横纹，肱骨内上髁前缘 |
| 阴郄 | 心病 | 吐血，衄血 | 在前臂前区，腕掌侧远端横纹上 0.5 寸，尺侧腕屈肌腱的桡侧缘 |
| 通里 | 心病 | 舌强不语，暴喑，腕臂痛 | 在前臂前区，腕掌侧远端横纹上 1 寸，尺侧腕屈肌腱的桡侧缘 |
| 神门 | 心与神志病 | | 在腕前区，腕掌侧远端横纹尺侧端，尺侧腕屈肌腱的桡侧凹陷处 |
| 少冲 | 心与神志病 | 热病 | 在手指，小指末节桡侧，指甲根角侧上方 0.1 寸（指寸） |

# 第十一单元　手太阳小肠经、腧穴

## 考点　手太阳小肠经主治概要

| 主治概要 | 举例 |
|---|---|
| 头面五官病 | 头痛，目翳，咽喉肿痛 |
| 热病 | |
| 神志病 | 昏迷，发热，疟疾等 |
| 经脉循行部位的其他病证 | 项背强痛，腰背痛，手指及肘臂挛痛等 |

## 考点　手太阳小肠经腧穴★

| 穴位 | 相同主治 | 特殊主治 | 定位 |
|---|---|---|---|
| 少泽 | ①乳疾（乳痈、乳少）。②急症、热证。③头面五官病证 | | 在手指，小指末节尺侧，指甲根角侧上方0.1寸（指寸） |
| 后溪 | 痛证（腰背痛、头痛等） | 癫狂痫 | 手内侧，第5掌指关节尺侧近端赤白肉际凹陷中 |
| 养老 | | 目视不明 | 在前臂后区，腕背横纹上1寸，尺骨头桡侧凹陷中 |

续表

| 穴位 | 相同主治 | 特殊主治 | 定位 |
|---|---|---|---|
| 天宗 | 局部病证，乳痈，气喘 | | 在肩胛区，肩胛冈中点与肩胛骨下角连线上 1/3 与下 2/3 交点凹陷中 |
| 听宫 | 耳疾，齿痛，癫狂痫 | | 在面部，耳屏正中与下颌骨髁突之间的凹陷中 |

## 第十二单元　足太阳膀胱经、腧穴

### 考点　足太阳膀胱经主治概要

| 主治概要 | 举例 |
|---|---|
| 脏腑病证 | 十二脏腑及其相关组织器官病证 |
| 神志病 | 癫、狂、痫等 |
| 头面五官病 | 头痛、鼻塞、鼻衄等 |
| 经脉循行部位的其他病证 | 项、背、腰、下肢病证等 |

## 考点　足太阳膀胱经腧穴（一）★

<table>
<tr><th>穴位</th><th>相同主治</th><th>特殊主治</th><th>定位</th></tr>
<tr><td>睛明</td><td rowspan="2">①目疾（目赤肿痛、流泪、视物不明等）。②急性腰扭伤</td><td></td><td>在面部，目内眦内上方眶内侧壁凹陷中</td></tr>
<tr><td>攒竹</td><td>①眉棱骨痛。②呃逆。③急性腰扭伤</td><td>在面部，眉头凹陷中，额切迹处</td></tr>
<tr><td>天柱</td><td colspan="2">①后头痛，项强，肩背痛。②眩晕，咽喉肿痛，鼻塞，目赤肿痛，近视</td><td>在颈后区，横平 $C_2$ 棘突上际，斜方肌外缘凹陷中</td></tr>
</table>

**考点** 足太阳膀胱经腧穴（二）★

<table>
<tr><th>穴位</th><th>相同主治</th><th>特殊主治</th><th colspan="3">定位</th></tr>
<tr><td>肺俞</td><td colspan="2">①肺疾。②阴虚病证（骨蒸潮热、盗汗等）。③皮肤病</td><td rowspan="7">在脊柱区</td><td>$T_3$ 棘突下</td><td rowspan="7">后正中线旁开1.5寸</td></tr>
<tr><td>心俞</td><td colspan="2">①心与神志病证。②盗汗，遗精</td><td>$T_5$ 棘突下</td></tr>
<tr><td>膈俞</td><td colspan="2">①上逆之证。②血证。③皮肤病证</td><td>$T_7$ 棘突下</td></tr>
<tr><td>肝俞</td><td colspan="2">①肝胆病证。②目疾。③癫狂痫。④脊背痛</td><td>$T_9$ 棘突下</td></tr>
<tr><td>脾俞</td><td colspan="2">①脾胃肠腑病证。②多食善饥，多食消瘦。③背痛</td><td>$T_{11}$ 棘突下</td></tr>
<tr><td>肾俞</td><td rowspan="2">腰痛</td><td>①肾虚病证。②泌尿生殖系疾患。③妇科病证。④慢性腹泻</td><td>$L_2$ 棘突下</td></tr>
<tr><td>大肠俞</td><td>胃肠病证（腹胀、腹泻、便秘等）</td><td>$L_4$ 棘突下</td></tr>
<tr><td>次髎</td><td colspan="2">①男科病证。②妇科病证。③小便不利。④腰骶痛，下肢痿痹</td><td>在骶区</td><td colspan="2">正对第2骶后孔中</td></tr>
</table>

**考点　足太阳膀胱经腧穴（三）★**

| 穴位 | 相同主治 | 特殊主治 | 定位 |
|---|---|---|---|
| 委中 | ①腰及下肢病证。②急症（腹痛、急性吐泻等）。③丹毒，皮肤瘙痒，疔疮 | | 在膝后区，腘横纹中点 |
| 承山 | ①腰腿拘急，疼痛。②痔疾，便秘 | | 在小腿后区，腓肠肌两肌腹与肌腱交角处 |
| 昆仑 | 癫痫，腰腿痛 | 后头痛，项强，滞产 | 在踝区，外踝尖与跟腱之间的凹陷中 |
| 申脉 | | 头痛，眩晕 | 在踝区，外踝尖直下，外踝下缘与跟骨之间凹陷中 |
| 至阴 | ①头痛，目痛，鼻塞，鼻衄。②胎位不正、滞产 | | 在足趾，小趾末节外侧，趾甲根角侧后方0.1寸（指寸） |

# 第十三单元　足少阴肾经、腧穴

**考点　足少阴肾经主治概要**

| 主治概要 | 举例 |
|---|---|
| 头和五官病 | 头痛，目眩，咽喉肿痛，齿痛，耳聋，耳鸣等 |
| 妇科病，前阴病 | 月经不调，遗精，阳痿，小便频数等 |

续表

| 主治概要 | 举例 |
|---|---|
| 经脉循行部位的其他病证 | 下肢厥冷，内踝肿痛等 |

**考点　足少阴肾经腧穴★**

| 穴位 | 相同主治 | 特殊主治 | 定位 |
|---|---|---|---|
| 涌泉 | 肺系病证 | ①急症及神志病证。②大便难，小便不利。③奔豚气。④足心热 | 在足底，屈足卷趾时足心最凹陷中。约当足底第2、3趾蹼缘与足跟连线的前1/3与后2/3交点凹陷中 |
| 太溪 | 肺系病证 | ①肾虚证。②阴虚性五官病证。③消渴，小便频数，便秘。④月经不调。⑤腰脊痛，下肢厥冷，内踝肿痛 | 在踝区，内踝尖与跟腱之间的凹陷中 |
| 照海 | ①神志病证。②五官热性病证。③妇科病证。④小便频数，癃闭 | | 在踝区，内踝尖下1寸，内踝下缘边际凹陷中 |
| 复溜 | ①胃肠病证。②津液输布失调病证（水肿、汗证）。③腰脊强痛，下肢痿痹 | | 在小腿内侧，太溪穴上2寸，当跟腱的前缘 |

续表

| 穴位 | 相同主治 | 特殊主治 | 定位 |
|---|---|---|---|
| 阴谷 | ①阳痿，月经不调，崩漏，疝气，阴中痛，癃闭。②膝股内侧痛 | | 在膝后区，腘横纹上，半腱肌肌腱外侧缘 |

## 第十四单元　手厥阴心包经、腧穴

### 考点　手厥阴心包经主治概要

| 主治概要 | 举例 |
|---|---|
| 心胸、神志病 | 心痛，心悸，心烦，胸闷，癫狂痫等 |
| 胃腑病证 | 胃痛，呕吐等 |
| 经脉循行部位的其他病证 | 上臂内侧痛，肘臂挛麻，腕痛，掌中热等 |

## 考点 手厥阴心包经腧穴★

<table>
<tr><th>穴位</th><th>相同主治</th><th>特殊主治</th><th colspan="2">定位</th></tr>
<tr><td>曲泽</td><td rowspan="4">心系病证（心痛等）</td><td>①胃腑热性病证。②热病，中暑。③肘臂挛痛，上肢颤动</td><td colspan="2">在肘前区，肘横纹上，肱二头肌腱的尺侧缘凹陷</td></tr>
<tr><td>郄门</td><td>①热性出血证。②疔疮。③癫痫</td><td>在前臂前区，腕掌侧远端横纹上 5 寸</td><td rowspan="2">掌长肌腱与桡侧腕屈肌腱之间</td></tr>
<tr><td>内关</td><td>①胃腑病证。②中风，偏瘫，眩晕，偏头痛。③神志病（失眠、郁证、癫狂痫等）。④肘臂挛痛</td><td>在前臂前区，腕掌侧远端横纹上 2 寸</td></tr>
<tr><td>劳宫</td><td>①急症（中风昏迷、中暑等）。②神志疾患（癫狂痫）。③口疮，口臭</td><td colspan="2">在掌区，横平第 3 掌指关节近端，第 2、3 掌骨之间偏于第 3 掌骨</td></tr>
</table>

# 第十五单元　手少阳三焦经、腧穴

## 考点　手少阳三焦经主治概要

| 主治概要 | 举例 |
| --- | --- |
| 头面五官病 | 头、目、耳、颊、咽喉病等 |
| 热病 | |
| 胸胁病 | 胁痛 |
| 经脉循行部位的其他病证 | 肩臂外侧痛，上肢挛急、麻木、不遂等 |

## 考点　手少阳三焦经腧穴★

<table>
<tr><th>穴位</th><th>相同主治</th><th>特殊主治</th><th colspan="2">定位</th></tr>
<tr><td>中渚</td><td rowspan="3">耳鸣、耳聋</td><td>肩背肘臂酸痛，手指不能屈伸</td><td colspan="2">在手背，第 4、5 掌骨间，第 4 掌指关节近端凹陷中</td></tr>
<tr><td>支沟</td><td>①便秘。②胁肋疼痛</td><td>在前臂后区，腕背侧远端横纹上 3 寸</td><td rowspan="2">尺骨与桡骨间隙中点</td></tr>
<tr><td>外关</td><td>上肢不遂</td><td>在前臂后区，腕背侧远端横纹上 2 寸</td></tr>
</table>

续表

| 穴位 | 相同主治 | 特殊主治 | 定位 |
|---|---|---|---|
| 肩髎 | ①肩臂挛痛不遂。②风疹 | | 在三角肌区，肩峰角与肱骨大结节两骨间凹陷中 |
| 翳风 | ①耳疾（耳鸣、耳聋等）。②面、口病证（口眼歪斜、牙关紧闭、颊肿等）。③瘰疬 | | 在颈部，耳垂后方，乳突下端前方凹陷中 |
| 丝竹空 | ①癫痫。②头目病证（头痛、眩晕、目赤肿痛、眼睑瞤动等）。③齿痛 | | 在面部，眉梢凹陷处 |

## 第十六单元　足少阳胆经、腧穴

### 考点　足少阳胆经主治概要

| 主治概要 | 举例 |
|---|---|
| 头面五官病 | 侧头、目、耳、咽喉病等 |
| 肝胆病 | 黄疸、口苦等 |
| 热病 | |

续表

| 主治概要 | 举例 |
| --- | --- |
| 神志病 | 癫狂 |
| 胸胁胁病 | |
| 经脉循行部位的其他病证 | 下肢痹痛、麻木、不遂等 |

## 考点 足少阳胆经腧穴（一）★

| 穴位 | 相同主治 | 特殊主治 | 定位 |
| --- | --- | --- | --- |
| 阳白 | 口歪 | ①头痛，眩晕。②眼睑瞤动，眼睑下垂。③目疾 | 在头部，眉上1寸，瞳孔直上 |
| 听会 | | ①耳疾。②齿痛，面痛 | 在面部，耳屏间切迹与下颌骨髁突之间的凹陷中 |
| 风池 | | ①内风所致的病证。②外风所致的病证。③五官病证。④颈项强痛 | 在颈后区，枕骨之下，胸锁乳突肌上端与斜方肌上端之间的凹陷中 |

**考点 足少阳胆经腧穴（二）★**

| 穴位 | 相同主治 | 特殊主治 | 定位 |
| --- | --- | --- | --- |
| 环跳 | 下肢痿痹 | 风疹 | 在臀部，股骨大转子最凸点与骶管裂孔连线的外 1/3 与内 2/3 交点处 |
| 风市 | | 遍身瘙痒 | 在股部，髌底上 7 寸 |
| 阳陵泉 | | ①肝胆及胃病证（黄疸、胁痛、吞酸、口苦）。②小儿惊风 | 在小腿外侧，腓骨小头前下方凹陷中 |
| 悬钟 | | ①髓海不足疾患（痴呆、中风）。②颈项强痛，胁痛，脚气 | 在小腿外侧，外踝尖上 3 寸，腓骨前缘 |
| 丘墟 | | ①目疾。②疟疾。③足内翻，足下垂等 | 在踝区，外踝的前下方，趾长伸肌腱的外侧凹陷中 |
| 足临泣 | ①痛证（偏头痛、胁肋疼痛等）。②月经不调，乳痈。③瘰疬。④疟疾 | | 在足背，第 4、5 跖骨底结合部的前方，第 5 趾长伸肌腱外侧凹陷中 |

# 第十七单元　足厥阴肝经、腧穴

## 考点　足厥阴肝经主治概要

| 主治概要 | 举例 |
| --- | --- |
| 肝胆病 | 黄疸，胸胁胀痛及肝风内动所致的中风、头痛等 |
| 妇科病、前阴病 | 月经不调、痛经、崩漏、带下等 |
| 经脉循行部位的其他病证 | 下肢痹痛、麻木、不遂等 |

## 考点　足厥阴肝经腧穴★

| 穴位 | 相同主治 | 特殊主治 | 定位 |
| --- | --- | --- | --- |
| 大敦 | ①妇科病证。②泌尿系病证（癃闭，遗尿等） | ①疝气，少腹痛。②癫痫，善寐 | 在足趾，足大趾末节外侧，趾甲根角侧后方0.1寸（指寸） |
| 行间 | | ①肝经风热证。②阴中痛，疝气 | 在足背，第1、2趾间，趾蹼后方赤白肉际处 |
| 太冲 | | ①肝经风热证。②肝胃病证。③下肢痿痹，足跗肿痛 | 在足背，第1、2跖骨底结合部前方凹陷 |
| 期门 | ①肝胃病证。②奔豚气。③乳痈 | | 在胸部，第6肋间隙，前正中线旁开4寸 |

## 第十八单元　督脉

### 考点　督脉腧穴★

<table>
<tr><th>穴位</th><th>相同主治</th><th>特殊主治</th><th colspan="2">定位</th></tr>
<tr><td>腰阳关</td><td colspan="2">①腰骶疼痛，下肢痿痹。②妇科病证（月经不调、赤白带下等）。③男科病证（遗精、阳痿等）</td><td>在脊柱区，$L_4$ 棘突下凹陷中</td><td rowspan="3">后正中线上</td></tr>
<tr><td>大椎</td><td rowspan="5">神志病证（癫狂痫等）</td><td>①外感病证。②骨蒸潮热。③项强，脊痛。④风疹，痤疮</td><td>在脊柱区，$C_7$ 棘突下凹陷中</td></tr>
<tr><td>哑门</td><td>①暴喑，舌强不语。②头痛，颈项强痛</td><td>在颈后区，$C_2$ 棘突上际凹陷中</td></tr>
<tr><td>百会</td><td>①头面病证。②下陷性病证</td><td colspan="2">在头部，前发际正中直上 5 寸</td></tr>
<tr><td>神庭</td><td>头痛，眩晕，目赤，目翳，鼻渊，鼻衄</td><td colspan="2">在头部，前发际正中直上 0.5 寸</td></tr>
<tr><td>水沟</td><td>①急救要穴。②面鼻口部病证。③闪挫腰痛</td><td colspan="2">在面部，人中沟的上 1/3 与下 2/3 交界点处</td></tr>
<tr><td>印堂</td><td colspan="2">①不寐，健忘，痴呆，痫病，小儿惊风。②头痛，眩晕，鼻渊，鼻鼽，鼻衄</td><td colspan="2">在头部，两眉毛内侧端中间的凹陷中</td></tr>
</table>

## 第十九单元　任脉

### 考点　任脉腧穴★

<table>
<tr><th>穴位</th><th>相同主治</th><th>特殊主治</th><th colspan="3">定位</th></tr>
<tr><td>中极</td><td rowspan="3">①妇科病证。②男科病证。③泌尿系病证</td><td></td><td rowspan="3">在下腹部</td><td>脐中下 4 寸</td><td rowspan="7">前正中线上</td></tr>
<tr><td>关元</td><td rowspan="2">①元气虚损病证。②少腹疼痛，疝气。③肠腑病证。④保健灸常用穴</td><td>脐中下 3 寸</td></tr>
<tr><td>气海</td><td>脐中下 1.5 寸</td></tr>
<tr><td>神阙</td><td colspan="2">①元阳暴脱。②肠腑病证。③保健灸常用穴。④水肿、小便不利</td><td colspan="2">在脐区，脐中央</td></tr>
<tr><td>中脘</td><td colspan="2">①脾胃病证。②黄疸。③神志病（癫狂、脏躁等）</td><td colspan="2">在上腹部，脐中上 4 寸</td></tr>
<tr><td>膻中</td><td colspan="2">①胸中气机不畅（咳喘、胸闷、呃逆等）。②胸乳病证（乳痈、乳癖等）</td><td colspan="2">在胸部，横平第 4 肋间隙</td></tr>
<tr><td>廉泉</td><td colspan="2">咽喉口舌病证</td><td colspan="2">在颈前区，喉结上方，舌骨上缘凹陷中</td></tr>
<tr><td>承浆</td><td colspan="2">①口面部病证（口歪，齿龈肿痛等）。②暴喑。③癫痫</td><td colspan="3">在面部，颏唇沟正中凹陷处</td></tr>
</table>

# 第二十单元　常用奇穴

## 考点　奇穴（一）

<table>
<tr><th colspan="2">穴位</th><th>相同主治</th><th>特殊主治</th><th>定位</th></tr>
<tr><td colspan="2">四神聪</td><td rowspan="2">头痛</td><td>神志病证（失眠、健忘、癫痫等）</td><td>在头部，百会前后左右各旁开 1 寸，共 4 穴</td></tr>
<tr><td colspan="2">太阳</td><td>面瘫，面痛，目疾</td><td>在头部，当眉梢与目外眦之间，向后约一横指的凹陷处</td></tr>
<tr><td rowspan="3">夹脊</td><td>上胸部</td><td colspan="2">心肺、上肢疾病</td><td rowspan="3">在脊柱区，$T_1$ 至 $L_5$ 棘突下两侧，后正中线旁开 0.5 寸，共 17 穴</td></tr>
<tr><td>下胸部</td><td colspan="2">胃肠疾病</td></tr>
<tr><td>腰部</td><td colspan="2">腰腹、下肢病证</td></tr>
</table>

**考点** 奇穴（二）

<table>
<tr><th>穴位</th><th>相同主治</th><th>特殊主治</th><th colspan="2">定位</th></tr>
<tr><td>四缝</td><td colspan="2">①小儿疳积。②百日咳</td><td rowspan="2">在手指</td><td>第 2～5 指掌面的近侧指间关节横纹的中央，一手 4 穴</td></tr>
<tr><td>十宣</td><td colspan="2">①昏迷。②癫痫。③高热，咽喉肿痛。④手指麻木</td><td>十指尖端，距指甲游离缘 0.1 寸（指寸），左右共 10 穴</td></tr>
<tr><td>膝眼</td><td colspan="2">①膝痛，腿痛。②脚气</td><td colspan="2">屈膝，在髌韧带两侧凹陷处，在内侧的称为内膝眼，在外侧的称为外膝眼</td></tr>
<tr><td>胆囊</td><td rowspan="2">下肢痿痹</td><td>胆腑病证（急慢性胆囊炎、胆石症、胆道蛔虫症等）</td><td colspan="2">在小腿外侧，腓骨小头直下 2 寸</td></tr>
<tr><td>阑尾</td><td>急慢性阑尾炎</td><td colspan="2">在小腿前侧上部，当犊鼻下 5 寸，胫骨前缘旁开一横指</td></tr>
</table>

## 第二十一单元　毫针刺法

### 考点　针刺准备

针刺体位

| 体位 | 适用部位 |
| --- | --- |
| 仰卧位 | 头、面、胸、腹部腧穴和上下肢部分腧穴 |
| 侧卧位 | 身体侧面少阳经腧穴和上、下肢部分腧穴 |
| 俯卧位 | 头、项、脊背、腰骶部和下肢背侧及上肢部分腧穴 |
| 仰靠坐位 | 前头、颜面和颈前等部位的腧穴 |
| 俯伏坐位 | 后头和项、背部的腧穴 |
| 侧伏坐位 | 头部的一侧、面颊及耳前后部位的腧穴 |

### 考点　双手进针方法

| 进针方法 | 适用针具 | 进针方法 | 适用部位 |
| --- | --- | --- | --- |
| 指切进针法 | 短针 | 舒张进针法 | 皮肤松弛部位的腧穴 |
| 夹持进针法 | 长针 | 提捏进针法 | 皮肉浅薄部位的腧穴，如印堂穴 |

**考点** 针刺角度

| 分类 | 概念 | 应用 |
| --- | --- | --- |
| 直刺 | 针身与皮肤表面呈90°刺入 | 人体大部分腧穴 |
| 斜刺 | 针身与皮肤表面约呈45°刺入 | 肌肉浅薄处或内有重要脏器，或不宜直刺、深刺的腧穴 |
| 平刺 | 针身与皮肤表面呈15°或沿皮以更小的角度刺入 | 皮薄肉少部位的腧穴 |

**考点** 行针手法

| 基本手法 | 概念 | |
| --- | --- | --- |
| 提插法 | 刺入一定深度后 | 施以上提下插的操作手法 |
| 捻转法 | | 施向前向后捻转动作使针在腧穴内反复前后来回旋转的行针手法 |

## 考点　针刺补泻

| 补泻手法 | | 补法 | 泻法 |
|---|---|---|---|
| 捻转补泻 | 针下得气后 | 捻转角度小，用力轻，频率慢，操作时间短，结合拇指向前、食指向后者 | 捻转角度大，用力重，频率快，操作时间长，结合拇指向后、食指向前者 |
| 提插补泻 | | 先浅后深，重插轻提，提插幅度小，频率慢，操作时间短者 | 先深后浅，轻插重提，提插幅度大，频率快，操作时间长者 |
| 平补平泻 | | 施行均匀的提插、捻转手法 | |

## 考点　针刺异常情况与注意事项

### 晕针的表现、处理与预防

| | |
|---|---|
| 表现 | 患者突然出现精神疲倦，头晕目眩，面色苍白，四肢发冷，甚则神志昏迷，仆倒在地 |
| 处理 | ①立即停止针刺，将针全部起出。②使患者平卧，注意保暖，轻者仰卧片刻，给饮温开水或糖水后，即可恢复正常。③重者在上述处理基础上，可刺水沟、素髎、内关、足三里，灸百会、关元、气海等穴，即可恢复。④若仍不省人事，呼吸细微，脉细弱者，应配合其他治疗或采用急救措施 |

续表

| | |
|---|---|
| 预防 | ①消除患者对针刺的顾虑和恐惧。②同时选择舒适的体位。③选穴宜少，手法要轻。④若饥饿、疲劳、大渴时，应在进食、休息、饮水后再行针刺。⑤医生在针刺治疗过程中，注意观察患者的神色，询问患者的感觉，一旦有晕针先兆，可及早采取处理措施，防患于未然 |

**考点** 针刺注意事项

| | |
|---|---|
| 特殊生理状态 | ①过于饥饿、疲劳，精神过于紧张者不宜立即进行针刺。②年老体弱、针刺耐受程度差、初次针刺者，应使用卧位针刺，且不宜强刺激。③妇女行经时，若非为了调经，三阴交、合谷、昆仑、至阴等一些通经活血的腧穴应慎刺 |
| 妊娠妇女针刺时的注意事项 | ①妇女怀孕不足三个月者，不宜针刺小腹部的腧穴。②若怀孕三个月以上者，腹部、腰骶部腧穴也不宜针刺。③三阴交、合谷、昆仑、至阴等腧穴，在怀孕期禁刺。④怀孕期需要针刺治疗者，注意精简针刺穴位、不宜使用强刺激手法。⑤习惯性流产的孕妇慎用针刺 |
| 小儿针刺时的注意事项 | ①小儿囟门未合时，头项部的腧穴一般不宜针刺。②对于不能合作的小儿，针刺时宜采用速针法，不宜留针 |
| 不宜针刺的疾病 | ①常有自发性出血或损伤后出血不止的患者，不宜针刺。②皮肤有感染、溃疡、瘢痕或肿瘤的部位，不宜针刺 |

# 第二十二单元　常用灸法

## 考点　灸法

### 灸法的种类及适应范围

| 灸法的种类 | | | | 适用范围 |
|---|---|---|---|---|
| 艾灸法 | 艾炷灸 | 直接灸 | 瘢痕灸 | 常用于治疗哮喘、肺痨、瘰疬等慢性顽疾 |
| | | | 无瘢痕灸 | 常用于虚寒性疾患 |
| | | 间接灸 | 隔姜灸 | 常用于因寒而致的呕吐、腹痛以及风寒痹痛等 |
| | | | 隔蒜灸 | 多用于治疗瘰疬、肺痨及初起的肿疡等 |
| | | | 隔盐灸 | 多用于治疗伤寒阴证或吐泻并作、中风脱证等 |
| | | | 隔附子饼灸 | 多用于治疗命门火衰而致的阳痿、早泄或疮疡久溃不敛等 |
| | 艾条灸 | 温和灸 | | 多用于慢性病 |
| | | 雀啄灸 | | 多用于急性病 |
| | | 回旋灸 | | |
| | 温针灸 | | | 针灸并用、简便易行，可以发挥针和灸的作用 |

# 第二十三单元　其他针法

## 考点　电针法

电针常用输出波型和作用特点

| 脉冲波型 | 作用特点 | 主治 |
|---|---|---|
| 疏密波 | 能增加代谢，促进气血循环，改善组织营养，消除炎性水肿 | 止血、扭挫伤、关节周围炎、气血运行障碍、坐骨神经痛等 |
| 断续波 | 能提高肌肉组织的兴奋性，对横纹肌有良好的刺激收缩作用 | 治疗痿证、瘫痪等 |
| 连续波 | 密波易产生抑制反应 | 止痛、镇静、缓解肌肉和血管痉挛等 |
| | 疏波则兴奋作用较为明显 | 治疗痿证和各种肌肉关节、韧带、肌腱的损伤等 |

电针的操作方法和适用范围

| | | |
|---|---|---|
| 操作方法 | 配穴处方 | 多选同侧肢体的穴位配对，以 1~3 对穴位为宜 |
| | 电针方法 | 通电时间一般在 5~20 分钟 |
| | 电流的刺激强度 | 在感觉阈和痛阈之间调节 |
| 适用范围 | ①临床常用于各种痛症、痹证和心、胃、肠等器官的功能失调。②癫狂。③肌肉、韧带、关节的损伤性疾病等。④针刺麻醉 | |

**考点** 三棱针法

三棱针法的操作方法及适用范围

| 分类 | 适用部位 | 适用病证 |
|---|---|---|
| 点刺法 | 十宣、十二井穴、耳尖等 | 热证 |
| 散刺法 | 病变局部 | 局部瘀血、血肿或水肿、顽癣等 |
| 刺络法 | 曲泽、委中等 | 急性吐泻、疼痛、中暑、发热等 |
| 挑刺法 | | 肩周炎、胃痛、颈椎综合征、失眠等 |

# 第二十四单元　针灸治疗

## 考点　针灸处方

| | | |
|---|---|---|
| 选穴原则 | ①近部选穴。②远部选穴。③辨证选穴。④对症选穴 | |
| 配穴方法 | 按经配穴 | ①本经配穴法。②表里经配穴法。③同名经配穴法 |
| | 按部配穴 | ①远近配穴法。②上下配穴法。③前后配穴法。④左右配穴法 |

## 考点　五输穴★

### 五输穴概述

| 项目 | 具体内容 |
|---|---|
| 分布 | 十二经脉肘膝关节以下 |
| 分类 | 所出为井，所溜为荥，所注为输，所行为经，所入为合 |
| 属性 | 阴井金，阳井木 |
| 主病 | 井主心下满，荥主身热，输主体重节痛，经主喘咳寒热，合主逆气而泄 |

六阴经五输穴及五行属性

| 经脉名称 | 井（木） | 荥（火） | 输（土） | 经（金） | 合（水） |
|---|---|---|---|---|---|
| 手太阴肺经 | 少商 | 鱼际 | 太渊 | 经渠 | 尺泽 |
| 手厥阴心包经 | 中冲 | 劳宫 | 大陵 | 间使 | 曲泽 |
| 手少阴心经 | 少冲 | 少府 | 神门 | 灵道 | 少海 |
| 足太阴脾经 | 隐白 | 大都 | 太白 | 商丘 | 阴陵泉 |
| 足厥阴肝经 | 大敦 | 行间 | 太冲 | 中封 | 曲泉 |
| 足少阴肾经 | 涌泉 | 然谷 | 太溪 | 复溜 | 阴谷 |

六阳经五输穴及五行属性

| 经脉名称 | 井（金） | 荥（水） | 输（木） | 经（火） | 合（土） |
|---|---|---|---|---|---|
| 手阳明大肠经 | 商阳 | 二间 | 三间 | 阳溪 | 曲池 |
| 手少阳三焦经 | 关冲 | 液门 | 中渚 | 支沟 | 天井 |
| 手太阳小肠经 | 少泽 | 前谷 | 后溪 | 阳谷 | 小海 |
| 足阳明胃经 | 厉兑 | 内庭 | 陷谷 | 解溪 | 足三里 |

续表

| 经脉名称 | 井（金） | 荥（水） | 输（木） | 经（火） | 合（土） |
| --- | --- | --- | --- | --- | --- |
| 足少阳胆经 | 足窍阴 | 侠溪 | 足临泣 | 阳辅 | 阳陵泉 |
| 足太阳膀胱经 | 至阴 | 足通谷 | 束骨 | 昆仑 | 委中 |

五输穴本经子母补泻取穴

| 项目 | 脏 | | | | | | 腑 | | | | | |
| --- | --- | --- | --- | --- | --- | --- | --- | --- | --- | --- | --- | --- |
| | 金 | 水 | 木 | 火 | 相火 | 土 | 金 | 水 | 木 | 火 | 相火 | 土 |
| 经脉 | 肺经 | 肾经 | 肝经 | 心经 | 心包经 | 脾经 | 大肠经 | 膀胱经 | 胆经 | 小肠经 | 三焦经 | 胃经 |
| 母穴 | 太渊 | 复溜 | 曲泉 | 少冲 | 中冲 | 大都 | 曲池 | 至阴 | 侠溪 | 后溪 | 中渚 | 解溪 |
| 子穴 | 尺泽 | 涌泉 | 行间 | 神门 | 大陵 | 商丘 | 二间 | 束骨 | 阳辅 | 小海 | 天井 | 厉兑 |

## 考点 原穴、络穴

原穴、络穴概述

| 项目 | 原穴 | 络穴 |
|---|---|---|
| 分布 | 十二经脉在腕、踝关节附近各有一个腧穴 | 十二经的络穴位于肘膝关节以下，任脉之络穴鸠尾散于腹，督脉之络穴长强散于头上，脾之大络大包穴布于胸胁 |
| 作用 | 诊断和治疗脏腑疾病 | 加强表里两经联系 |

十二原穴与络穴表

| 经脉 | 原穴 | 络穴 | 经脉 | 原穴 | 络穴 |
|---|---|---|---|---|---|
| 手太阴肺经 | 太渊 | 列缺 | 手阳明大肠经 | 合谷 | 偏历 |
| 手厥阴心包经 | 大陵 | 内关 | 手少阳三焦经 | 阳池 | 外关 |
| 手少阴心经 | 神门 | 通里 | 手太阳小肠经 | 腕骨 | 支正 |
| 足太阴脾经 | 太白 | 公孙 | 足阳明胃经 | 冲阳 | 丰隆 |
| 足厥阴肝经 | 太冲 | 蠡沟 | 足少阳胆经 | 丘墟 | 光明 |
| 足少阴肾经 | 太溪 | 大钟 | 足太阳膀胱经 | 京骨 | 飞扬 |

**考点** 背俞穴、募穴

| 六脏 | 背俞穴 | 募穴 | 六腑 | 背俞穴 | 募穴 |
|---|---|---|---|---|---|
| 肺 | 肺俞 | 中府 | 大肠 | 大肠俞 | 天枢 |
| 心包 | 厥阴俞 | 膻中 | 三焦 | 三焦俞 | 石门 |
| 心 | 心俞 | 巨阙 | 小肠 | 小肠俞 | 关元 |
| 脾 | 脾俞 | 章门 | 胃 | 胃俞 | 中脘 |
| 肝 | 肝俞 | 期门 | 胆 | 胆俞 | 日月 |
| 肾 | 肾俞 | 京门 | 膀胱 | 膀胱俞 | 中极 |

**考点** 八脉交会穴

| 穴名 | 主治 | 相配合主治 |
|---|---|---|
| 公孙 | 冲脉病证 | 心、胸、胃疾病 |
| 内关 | 阴维脉病证 | |
| 后溪 | 督脉病证 | 目内眦、颈项、耳、肩部疾病 |
| 申脉 | 阳跷脉病证 | |

续表

| 穴名 | 主治 | 相配合主治 |
| --- | --- | --- |
| 足临泣 | 带脉病证 | 目锐眦、耳后、颊、颈、肩部疾病 |
| 外关 | 阳维脉病证 | |
| 列缺 | 任脉病证 | 肺系、咽喉、胸膈疾病 |
| 照海 | 阴跷脉病证 | |

**考点** 八会穴★

| 八会 | 穴名 | 八会 | 穴名 |
| --- | --- | --- | --- |
| 气会 | 膻中 | 脏会 | 章门 |
| 血会 | 膈俞 | 腑会 | 中脘 |
| 脉会 | 太渊 | 骨会 | 大杼 |
| 筋会 | 阳陵泉 | 髓会 | 绝骨 |

**考点** 郄穴

| 阴经 | 郄穴 | 阳经 | 郄穴 |
| --- | --- | --- | --- |
| 手太阴肺经 | 孔最 | 手阳明大肠经 | 温溜 |
| 手厥阴心包经 | 郄门 | 手少阳三焦经 | 会宗 |
| 手少阴心经 | 阴郄 | 手太阳小肠经 | 养老 |
| 足太阴脾经 | 地机 | 足阳明胃经 | 梁丘 |
| 足厥阴肝经 | 中都 | 足少阳胆经 | 外丘 |
| 足少阴肾经 | 水泉 | 足太阳膀胱经 | 金门 |
| 阴维脉 | 筑宾 | 阳维脉 | 阳交 |
| 阴跷脉 | 交信 | 阳跷脉 | 跗阳 |

# 第二十五单元　头面躯体病证

## 考点　头痛★

| | | | |
|---|---|---|---|
| 治法 | 调和气血，通络止痛。根据头痛部位循经取穴和取阿是穴为主 | | |
| 主穴 | 百会、太阳、风池、阿是穴、合谷 | | |
| 配穴 | 按头痛部位选取配穴 | 太阳头痛 | 天柱、后溪、昆仑 |
| | | 阳明头痛 | 印堂、内庭 |
| | | 少阳头痛 | 率谷、外关、足临泣 |
| | | 厥阴头痛 | 四神聪、太冲、内关 |
| | 外感头痛 | 风寒头痛 | 风门、列缺 |
| | | 风热头痛 | 曲池、大椎 |
| | | 风湿头痛 | 头维、阴陵泉 |
| | 内伤头痛 | 肝阳头痛 | 太溪、太冲 |
| | | 痰浊头痛 | 中脘、丰隆 |
| | | 瘀血头痛 | 血海、膈俞 |
| | | 血虚头痛 | 脾俞、足三里 |

## 考点　落枕

| | | |
|---|---|---|
| 治法 | 疏经活络，调和气血。取局部阿是穴和手太阳、足少阳经穴为主 | |
| 主穴 | 外劳宫、天柱、阿是穴、后溪、悬钟 | |
| 配穴 | 病在督脉、太阳经 | 大椎、束骨 |
| | 病在少阳经 | 风池、肩井 |
| | 风寒袭络 | 风池、合谷 |
| | 气滞血瘀 | 内关、合谷 |
| | 肩痛 | 肩髃 |
| | 背痛 | 天宗 |

## 考点　漏肩风

| | | |
|---|---|---|
| 治法 | 通经活络，舒筋止痛。取局部穴位为主，配合循经远端取穴 | |
| 主穴 | 肩髃、肩髎、肩贞、阿是穴、阳陵泉、条口透承山 | |
| 配穴 | 手阳明经证 | 合谷 |
| | 手少阳经证 | 外关 |

续表

| | | |
|---|---|---|
| 配穴 | 手太阳经证 | 后溪 |
| | 手太阴经证 | 列缺 |
| | 外邪侵袭 | 合谷、风池 |
| | 气滞血瘀 | 内关、膈俞 |
| | 气血虚弱 | 足三里、气海 |

**考点 腰痛★**

| | | |
|---|---|---|
| 治法 | 通经止痛。取局部阿是穴及足太阳经穴为主 | |
| 主穴 | 大肠俞、阿是穴、委中 | |
| 配穴 | 督脉病证 | 后溪 |
| | 足太阳经证 | 申脉 |
| | 腰椎病变 | 腰夹脊 |
| | 寒湿腰痛 | 命门、腰阳关 |
| | 瘀血腰痛 | 膈俞、次髎 |
| | 肾虚腰痛 | 肾俞、太溪 |

**考点　痹证**

| | | |
|---|---|---|
| 治法 | 通络止痛。以局部穴位为主，配合循经取穴及辨证选穴 | |
| 主穴 | 阿是穴、局部经穴 | |
| 配穴 | 行痹 | 膈俞、血海 |
| | 痛痹 | 肾俞、关元 |
| | 着痹 | 阴陵泉、足三里 |
| | 热痹 | 大椎、曲池 |

## 第二十六单元　内科病证

**考点　中风★**

**中风——中经络★**

| | |
|---|---|
| 治法 | 疏通经络，醒脑调神。取督脉、手厥阴及足太阴经穴 |
| 主穴 | 水沟、内关、三阴交、极泉、尺泽、委中 |

续表

| | | | |
|---|---|---|---|
| 配穴 | 肝阳暴亢 | 太冲、太溪 | |
| | 风痰阻络 | 丰隆、合谷 | |
| | 痰热腑实 | 曲池、内庭、丰隆 | |
| | 气虚血瘀 | 气海、血海、足三里 | |
| | 阴虚风动 | 太溪、风池 | |
| | 上肢不遂 | 肩髃、曲池、手三里、合谷 | |
| | 下肢不遂 | 环跳、足三里、风市、阳陵泉、悬钟、太冲 | |
| | 病侧肢体拘挛 | 肘部 | 曲泽 |
| | | 腕部 | 大陵 |
| | | 膝部 | 曲泉 |
| | | 踝部 | 太溪 |
| | | 足内翻 | 丘墟透照海 |
| | | 足外翻 | 太溪、中封 |
| | | 足下垂 | 解溪 |
| | 口角歪斜 | 地仓、颊车、合谷、太冲 | |
| | 语言謇涩 | 廉泉、通里、哑门 | |
| | 吞咽困难 | 廉泉、金津、玉液 | |

中风——中脏腑

| 项目 | 闭证 | 脱证 |
| --- | --- | --- |
| 治法 | 平肝息风，醒脑开窍。取督脉、手厥阴和十二井穴为主 | 回阳固脱。以任脉经穴为主 |
| 主穴 | 水沟、十二井、太冲、丰隆、劳宫 | 关元、神阙 |

**考点** 眩晕

| 项目 | 实证 | | 虚证 | |
| --- | --- | --- | --- | --- |
| 治法 | 平肝潜阳，化痰定眩。取足少阳、足厥阴经穴及督脉穴为主 | | 益气养血，填精定眩。以督脉穴和相应背俞穴为主 | |
| 主穴 | 百会、风池、太冲、内关 | | 百会、风池、肝俞、肾俞、足三里 | |
| 配穴 | 肝阳上亢 | 行间、侠溪、太溪 | 气血两虚 | 气海、脾俞、胃俞 |
| | 痰湿中阻 | 头维、中脘、丰隆 | 肾精不足 | 太溪、悬钟、三阴交 |

**考点　面瘫★**

| | | |
|---|---|---|
| 治法 | 祛风通络，疏调经筋。取局部穴、手足阳明经穴为主 | |
| 主穴 | 攒竹、阳白、四白、颧髎、颊车、地仓、合谷、太冲 | |
| 配穴 | 风寒外袭 | 风池、风府 |
| | 风热侵袭 | 外关、关冲 |
| | 气血不足 | 足三里、气海 |
| | 眼睑闭合不全 | 鱼腰、丝竹空、申脉 |
| | 鼻唇沟变浅 | 迎香 |
| | 人中沟歪斜 | 水沟 |
| | 颏唇沟歪斜 | 承浆 |
| | 乳突部疼痛 | 翳风 |
| | 舌麻、味觉减退 | 廉泉 |

**考点** 不寐

| | | |
|---|---|---|
| 治法 | 舒脑宁心，安神利眠。取督脉、手少阴穴为主 | |
| 主穴 | 百会、安眠、神门、三阴交、照海、申脉 | |
| 配穴 | 心脾两虚 | 心俞、脾俞 |
| | 心肾不交 | 太溪、肾俞 |
| | 心胆气虚 | 心俞、胆俞 |
| | 肝火扰神 | 行间、侠溪 |
| | 脾胃不和 | 足三里、内关 |
| | 噩梦多 | 厉兑、隐白 |
| | 头晕 | 风池、悬钟 |
| | 重症不寐 | 夹脊、四神聪 |

## 考点　感冒

| | | |
|---|---|---|
| 治法 | 祛风解表。取手太阴、手阳明经穴及督脉穴为主 | |
| 主穴 | 列缺、合谷、风池、大椎、太阳 | |
| 配穴 | 风寒感冒 | 风门、肺俞 |
| | 风热感冒 | 曲池、尺泽 |
| | 夹湿 | 阴陵泉 |
| | 夹暑 | 委中 |
| | 体虚感冒 | 足三里 |
| | 咽喉疼痛 | 少商、商阳 |

## 考点　哮喘★

| 项目 | 实证 | 虚证 |
|---|---|---|
| 治法 | 祛邪肃肺，化痰平喘。取手太阴经穴及相应背俞穴为主 | 补益肺肾，止哮平喘。取相应背俞穴及手太阴、足少阴经穴为主 |
| 主穴 | 列缺、尺泽、肺俞、中府、定喘 | 肺俞、膏肓、肾俞、太渊、太溪、足三里、定喘 |

续表

| 项目 | 实证 | | 虚证 | |
|---|---|---|---|---|
| 配穴 | 风寒外袭 | 风门、合谷 | 肺气虚 | 气海 |
| | 痰热阻肺 | 丰隆、曲池 | 肾气虚 | 关元 |
| | 喘甚 | 天突 | | |

## 考点　胃痛★

| 治法 | 和胃止痛。取胃的募穴、足阳明经穴为主 | |
|---|---|---|
| 主穴 | 中脘、足三里、内关 | |
| 配穴 | 寒邪客胃 | 胃俞 |
| | 饮食伤胃 | 梁门、下脘 |
| | 肝气犯胃 | 期门、太冲 |
| | 瘀血停胃 | 膈俞、三阴交 |
| | 脾胃虚寒 | 关元、脾俞、胃俞 |
| | 胃阴不足 | 胃俞、三阴交、内庭 |

**考点　呕吐★**

| | | |
|---|---|---|
| 治法 | 和胃理气，降逆止呕。取胃的募穴及足阳明、手厥阴经穴为主 | |
| 主穴 | 中脘、足三里、内关 | |
| 配穴 | 寒邪客胃 | 上脘、胃俞 |
| | 热邪内蕴 | 合谷、金津、玉液 |
| | 饮食停滞 | 梁门、天枢 |
| | 肝气犯胃 | 期门、太冲 |
| | 痰饮内停 | 丰隆、公孙 |
| | 脾胃虚寒 | 脾俞、胃俞 |

**考点　泄泻**

| 项目 | 急性泄泻 | 慢性泄泻 |
|---|---|---|
| 治法 | 除湿导滞，通调腑气。取足阳明、足太阴经穴为主 | 健脾温肾，固本止泻。取任脉、足阳明、足太阴经穴为主 |
| 主穴 | 天枢、上巨虚、阴陵泉、水分 | 神阙、天枢、足三里、公孙 |

续表

| | | | | |
|---|---|---|---|---|
| 配穴 | 寒湿内盛 | 神阙 | 脾气虚弱 | 脾俞、太白 |
| | 肠腑湿热 | 内庭、曲池 | 肾阳虚衰 | 肾俞、关元 |
| | 食滞肠胃 | 中脘 | 肝气乘脾 | 肝俞、太冲 |
| | 泻下脓血 | 曲池、三阴交、内庭 | 久泻虚陷 | 百会 |

**考点** 便秘

| | | |
|---|---|---|
| 治法 | 理肠通便。取大肠的背俞穴、募穴及下合穴为主 | |
| 主穴 | 天枢、大肠俞、上巨虚、支沟 | |
| 配穴 | 热秘 | 合谷、曲池 |
| | 气秘 | 太冲、中脘 |
| | 冷秘 | 神阙、关元 |
| | 虚秘 | 足三里、脾俞、气海 |
| | 兼阴伤津亏 | 照海、太溪 |

# 第二十七单元　妇儿科病证

## 考点　痛经★

| 项目 | 实证 | | 虚证 | |
|---|---|---|---|---|
| 治法 | 行气活血，调经止痛。取任脉、足太阴经穴为主 | | 调补气血，温养冲任。取任脉、足太阴、足阳明经穴为主 | |
| 主穴 | 中极、次髎、地机、三阴交 | | 关元、足三里、三阴交 | |
| 配穴 | 气滞血瘀 | 太冲、血海 | 气血虚弱 | 气海、脾俞 |
| | 寒凝血瘀 | 关元、归来 | 肾气亏损 | 太溪、肾俞 |

## 考点　崩漏

| 项目 | 实证 | | 虚证 | |
|---|---|---|---|---|
| 治法 | 清热利湿，固经止血。取任脉、足太阴经穴为主 | | 健脾补肾，固冲止血。取任脉及足太阴、足阳明经穴为主 | |
| 主穴 | 关元、三阴交、隐白 | | 气海、三阴交、肾俞、足三里 | |
| 配穴 | 血热 | 中极、血海 | 脾虚 | 百会、脾俞 |
| | 血瘀 | 血海、膈俞 | 肾虚 | 肾俞、太溪 |

**考点** 缺乳★

| | | |
|---|---|---|
| 治法 | 调理气血，疏通乳络。取足阳明经、任脉穴为主 | |
| 主穴 | 乳根、膻中、少泽 | |
| 配穴 | 气血虚弱 | 足三里、脾俞、胃俞 |
| | 肝郁气滞 | 太冲、内关 |

**考点** 遗尿

| | | |
|---|---|---|
| 治法 | 调理膀胱，温肾健脾。取任脉、足太阴经穴及膀胱的背俞穴、募穴为主 | |
| 主穴 | 关元、中极、膀胱俞、三阴交 | |
| 配穴 | 肾气不足 | 肾俞、命门、太溪 |
| | 脾肺气虚 | 肺俞、气海、足三里 |
| | 肝经郁热 | 行间、阳陵泉 |
| | 夜梦多 | 百会、神门 |

## 第二十八单元 皮外骨伤、五官科病证

**考点** 瘾疹★

| | |
|---|---|
| 治法 | 疏风和营。取手阳明、足太阴经穴为主 |
| 主穴 | 曲池、合谷、血海、膈俞、三阴交 |

续表

| | | |
|---|---|---|
| 配穴 | 风热犯表 | 大椎、风门 |
| | 风寒束表 | 风门、肺俞 |
| | 胃肠积热 | 天枢、足三里 |
| | 血虚风燥 | 脾俞、足三里 |
| | 呼吸困难 | 天突 |
| | 恶心呕吐 | 内关 |

**考点　蛇串疮★**

| | | |
|---|---|---|
| 治法 | 泻火解毒、清热利湿。取局部阿是穴及相应夹脊穴为主 | |
| 主穴 | 局部阿是穴、夹脊穴 | |
| 配穴 | 肝胆火盛 | 行间、侠溪 |
| | 脾胃湿热 | 阴陵泉、内庭 |
| | 瘀血阻络 | 血海、三阴交 |
| | 便秘 | 天枢 |
| | 心烦 | 神门 |

**考点　扭伤**

| | | |
|---|---|---|
| 治法 | 祛瘀消肿，舒筋通络。取扭伤局部腧穴为主 | |
| 主穴 | 腰部 | 阿是穴、大肠俞、腰痛点、委中 |
| | 颈部 | 阿是穴、风池、绝骨、后溪 |
| | 肩部 | 阿是穴、肩髃、肩髎、肩贞 |
| | 肘部 | 阿是穴、曲池、小海、天井 |
| | 腕部 | 阿是穴、阳溪、阳池、阳谷 |
| | 髋部 | 阿是穴、环跳、秩边、居髎 |
| | 膝部 | 阿是穴、膝眼、膝阳关、梁丘 |
| | 踝部 | 阿是穴、申脉、解溪、丘墟 |
| 配穴 | 根据病位配合循经远端腧穴 | |
| | 根据病位在其上下循经邻近取穴 | |
| | 根据手足同名经配穴法进行配穴 | |

**考点　目赤肿痛★**

| | | |
|---|---|---|
| 治法 | 疏风散热，消肿止痛。以近部取穴及手阳明、足厥阴经穴为主 | |
| 主穴 | 睛明、太阳、风池、合谷、太冲 | |
| 配穴 | 外感风热 | 少商、外关 |
| | 肝胆火盛 | 行间、侠溪 |

**考点　耳鸣耳聋★**

| 项目 | 实证 | | 虚证 | |
|---|---|---|---|---|
| 治法 | 疏风泻火，通络开窍。取局部穴及手足少阳经穴为主 | | 补肾养窍。取局部穴及足少阴经穴为主 | |
| 主穴 | 听会、翳风、中渚、侠溪 | | 听宫、翳风、太溪、肾俞 | |
| 配穴 | 外感风邪 | 外关、合谷 | 脾胃虚弱 | 气海、足三里 |
| | 肝胆火盛 | 行间、丘墟 | | |
| | 痰火郁结 | 丰隆、阴陵泉 | | |

**考点** 咽喉肿痛

| 项目 | 实证 | | 虚证 |
|---|---|---|---|
| 治法 | 清热利咽，消肿止痛。取手太阴、手足阳明经穴为主 | | 滋阴降火，利咽止痛。取足少阴经穴为主 |
| 主穴 | 少商、合谷、尺泽、关冲 | | 太溪、照海、列缺、鱼际 |
| 配穴 | 外感风热 | 风池、外关 | |
| | 肺胃热盛 | 内庭、鱼际 | |

**考点** 牙痛

| | | |
|---|---|---|
| 治法 | 祛风泻火，通络止痛。取手、足阳明经穴为主 | |
| 主穴 | 合谷、颊车、下关 | |
| 配穴 | 风火牙痛 | 外关、风池 |
| | 胃火牙痛 | 内庭、二间 |
| | 虚火牙痛 | 太溪、行间 |